L'Art de Conserver
l'Amour dans le Mariage

Docteur JAF

L'Art de Conserver

L'Amour dans le Mariage

L'Art de se faire aimer
:: :: La Virginité :: ::
Impuissance et Stérilité

M. DROUIN, Éditeur
20, RUE DE LA VICTOIRE, 20
PARIS
(9ᵉ)

L'Art de se faire aimer

I

COMMENT ON REMÉDIE
A LA FRIGIDITÉ DE LA FEMME

La vie sociale de la femme est telle qu'elle lui impose des barrières qui n'existent point ou existent moins pour l'homme. Elle peut être unie à un homme brutal et dégoûtant, telle que l'idée seule du rapprochement est horrible.

L'imagination joue un tel rôle dans l'acte sexuel, qu'il n'est pas étonnant que, dans de telles circonstances, la femme demeure absolument insensible, alors que peut-être avec un homme capable de provoquer l'action, les choses iraient tout autrement. La femme honnête, mariée depuis quelque temps, voit quelquefois disparaître l'affection première et fini par se soumettre passivement à l'acte sexuel; elle est impuissante.

Il est un autre genre de frigidité plus grave : la femme peut avoir toute l'aptitude désirable pour éprouver la jouissance et cependant le plaisir ne se produit jamais, parce que l'homme atteint son apogée sensorielle au moment où la femme n'y est pas encore parvenue. La verge redevient flasque, l'homme a fini sa partie et la femme devenue, avec son système nerveux, très excitée en attendant quelque chose qui ne se réalise point.

En général, les femmes sont plus lentes que les hommes ; elles éprouvent au début un certain degré de plaisir, mais celui-ci n'obtient son complet développement qu'avec plus de lenteur que celui de l'homme.

Il arrive souvent qu'avec la répétition de l'acte sexuel, cette inégalité disparaît, mais ceci ne se produit pas toujours, tant s'en faut, et beaucoup de femmes à désir vif et qui aiment leurs maris, traversent la vie sans avoir guère idée de ce qu'est le plaisir sexuel ; elles ne l'ont jamais éprouvé dans sa plénitude caractéristique.

Les excès sexuels produisent les mêmes effets chez la femme que chez l'homme : elles sont épuisées.

Il n'y a pas d'érection du clitoris ni des parties voisines, comme lui érectiles ; la friction de la verge ne détermine pas de plaisir, celui-ci est même parfois éteint.

La frigidité est beaucoup moins commune chez la femme qu'on ne le suppose ; elle peut rendre les rapprochements sexuels indifférents ou inféconds, mais elle n'est nullement un obstacle à ce qu'ils s'opèrent.

Les causes de la frigidité sont diverses : une répulsion personnelle, l'influence prolongée d'une continence qui diminue la vitalité et l'énergie d'organes placés ainsi dans une sorte d'inutilité fonctionnelle, la satiété amenée par l'abus, les attouchements répétés, telles sont les causes principales.

La forme la plus commune chez la femme est le défaut de sensation voluptueuse pendant les rapprochements, et cela se conçoit, puisque le coït suppose chez l'homme un certain degré d'érection sans lequel il est impossible. La frigidité peut, chez la femme, coïncider avec la persistance du désir, et même avec un degré marqué d'attrait physique et effectif.

On cite des cas de jeunes dames qui, mariées depuis quelques semaines et éprouvant pour leur mari un vif attrait, ont à peine conscience des rapprochements sexuels et n'éprouvent aucune sensation.

Dans l'accouplement amoureux, il ne devrait y avoir en réalité que jouissance commune et réciproque, mais l'ignorance ou la négligence pour l'homme des conditions et des lois de l'amour, sont le plus souvent la cause de la froideur de la femme. Dans l'acte génésique, les sens du tact jouent le principal rôle ; le seul fait que deux personnes s'aimant, se rapprochent, fait entrer tout le corps en vibration, l'organisme tout entier est bientôt dans un état de trouble indicible. C'est alors que les mains de l'homme ne doivent pas rester inactives, elles doivent saisir les seins, titiller le mamelon et même s'aider d'ardents baisers ; c'est le moyen de disposer les organes intimes à entrer en action, et il devra dès lors en accélérer leur sensibilité. Le clitoris, légèrement soumis à la friction digitale, détermine le premier spasme voluptueux, et c'est en ce moment que l'homme tentera l'intromission ; c'est à ce moment seul que la femme désirera le plus l'approche du mâle. Si au contraire la femme ne répond pas aux premières caresses, si, pour une raison quelconque, ses organes n'entrent pas en érection sous les attouchements délicats, si en un mot le désir ne s'éveille pas, l'homme fera sagement de s'abstenir et d'attendre des temps plus propices. C'est ainsi qu'il évitera des effets désastreux qui transforment l'affection réelle en un sentiment de répulsion chez la femme, par suite du dégoût de l'œuvre de chair.

C'est encore pour la même raison que la femme doit être satisfaite dans ses plus secrets désirs, et qu'elle ne doit jamais éprouver de déception dans l'accomplissement de l'acte sexuel.

Lorsque, par suite d'abus, d'actes trop répétés et trop prolongés et suivis d'éjaculation incomplète, les organes de la femme restent secs après le coït, ils s'enflamment et donnent naissance à des produits, à des sécrétions supplémentaires destinées à remplacer le fluide normal qui leur fait défaut.

La nature fait naître pour le besoin du moment des exsudations afin de faciliter les glissements des parties. Elles servent non seulement pour le vagin, mais aussi pour le compte de l'organe correspondant dont toute la surface doit être baignée.

Lorsqu'il y a exagération dans les fonctions, les sécrétions la suivent et reviennent à leur tour exagérées. Alors, elles épuisent la femme, et même, une fois l'habitude prise, elles se continuent à l'état de repos.

L'épouse privée du liquide séminal ne ressent plus après le coït que de la lassitude et de la fatigue de l'acte générateur, au lieu de ce sentiment de bien-être issu d'une fonction régulière et régulièrement remplie.

En portant atteinte au service naturel de la fonction, on fait appel à une réaction que la nature est toujours prête à opérer, pour relever l'équilibre affaissé et rompu ; elle y pourvoit aux dépens de la propre substance de l'individu, c'est-à-dire à son préjudice.

Rien ne saurait remplacer chez la femme le sperme et pour l'homme les mucosités vaginales dans l'accomplissement des fonctions génésiques.

Sous l'influence de procédés extra-naturels souvent renouvelés, la nature se lasse et le sujet s'épuise. Alors viennent l'altération des muqueuses, les désordres du système nerveux et les maladies organiques.

La perte du sperme doit être considérée

comme très funeste, et tous les moyens qui tendent à en priver les parties internes de la femme sont absolument pernicieux.

L'acte incomplet est, de tous les abus, le plus grave; l'excès du coït est néfaste, la manière irrégulière de l'accomplir peut l'aggraver encore.

Il est certain que l'imagination joue un certain rôle dans la fatigue sexuelle et dans l'ébranlement, l'excitation qu'elle apporte aux organes et à leur tension. Rien ne fatigue, rien n'use autant que la tension incessante des idées fixées sur les désirs vénériens.

Cependant, il faut considérer que l'acte incomplet est plus redoutable encore chez l'homme; l'acte sexuel, accompli normalement et d'une façon complète, laisse à la suite un état de bien-être, comparable à celui qui résulte de l'accomplissement d'un besoin impérieux. A l'ébranlement nerveux le plus formidable succède bientôt un calme parfait. Au contraire, quand la fonction a été interrompue par un calcul préalable, l'érotisme persiste, accompagné d'abattement et de fatigue et surtout des dispositions d'esprit les plus sombres.

Le coït vulvaire, qui consiste à terminer l'acte par un retrait de la verge à l'ouverture de la fente vulvaire, l'éjaculation en dehors de l'organe de la femme, la capote anglaise, tous ces moyens frauduleux sont désastreux au premier chef, soit pour l'homme, soit pour la femme. Pour cette dernière surtout, l'inachèvement du coït dans ses organes déjà excités, la force souvent à se satisfaire elle-même.

Bien des femmes, dans ces circonstances, vont chercher ailleurs ce qui leur manque. L'une d'elles racontait à son médecin que son mari ne pensait qu'à lui dans ses rapports conjugaux; il se satisfaisait avec une rapidité désolante, sans aucun préambule caressant, et qu'il la quittait aussitôt après, comme si elle n'y était pour rien, et lorsqu'elle avait eu, de son côté, à peine le temps de commencer. Qu'on se figure l'humiliation que doit ressentir une femme que son mari quitte au milieu de l'organe inassouvi.

Beaucoup de maris jeunes, désirant ne pas avoir d'enfant au début de leur union, pratiquent journellement la fraude afin de jouir du beau temps et se proposent d'avoir des rejetons plus tard. Et quelquefois, il arrive qu'un de ces maris devient d'une jalousie féroce en présence d'une grossesse inattendue et à laquelle il se croyait entièrement étranger; il maltraite alors sa femme et l'expulse du domicile conjugal. C'est qu'il est de ces femmes dont l'aptitude procréatrice est telle que la moindre quantité de sperme suffit pour les féconder, et qu'alors les maris fraudeurs avaient si bien cru prendre leurs précautions qu'ils refusaient de croire à leur œuvre.

Lorsque la femme, pour diverses raisons, ne ressent du plaisir dans l'acte sexuel que peu à peu, qu'elle ne se trouve pas prête au moment où le mari termine, il y a, comme nous l'avons déjà dit, déception, et les organes se trouvent leurrés dans leur attente légitime de la jouissance suprême qui calme leur excitation. En ce cas, le mari doit faire taire son égoïsme, il doit continuer l'acte ou en faire le simulacre, redoubler même ses caresses, ses baisers, paraître plus ardent que jamais, et par ce moyen permettre à la femme d'arriver au spasme voluptueux. Dès lors, fatiguée, mais ravie, elle s'endormira dans les bras de son époux, qu'elle considérera comme un Dieu.

Dans certains cas, la femme n'est froide que parce qu'elle ne ressent pas suffisamment l'excitation qui doit procurer à son organe principal de volupté, c'est-à-dire le clitoris, soit par défaut de développement de cet organe, soit par suite de la cambrure trop accentuée de l'organe mâle; en ce cas, le mari qui tient à satisfaire les désirs de sa femme devra chercher d'autres moyens d'excitation dans une posture appropriée; la posture dans laquelle la fécondation est plus favorable, est celle que nous représente les animaux dans leur accouplement. « Il est certain, a dit un auteur, que la matrice est beaucoup mieux située lorsque la femme est sur ses mains et sur ses pieds que sur son dos.

Le fond de l'organe est alors plus bas que son orifice, et la semence y coule par sa propre pesanteur. Cette posture est peut-être la plus naturelle, mais elle paraît être la moins voluptueuse pour la femme. »

En effet, le clitoris ne se trouve plus en contact avec le dos de la verge, et les frottements de cet organe, s'ils ont lieu par la partie inférieure, ne sont jamais si complets et partant moins ressentis par l'organe érectile féminin; c'est donc qu'il faut agir inversement. Beaucoup de femmes, du reste, ont la prédilection marquée pour la posture où l'homme est couché sur le dos, tandis qu'elles prennent la posture du cavalier. Dans cette position, les genoux fléchissent, elles se penchent en avant et favorisent le frottement du clitoris sur la verge et peuvent même accélérer ou diminuer à volonté l'excitation qui tend à déterminer l'organisme voluptueux plus ou moins rapidement.

II

POUR SE FAIRE AIMER D'UNE INNOCENTE

Que dans l'amour le sexe a sur nous d'avantage!
Dès qu'il ouvre les yeux, il les ouvre à l'amour;
Ce n'est que pour aimer, qu'il semble voir le jour;
    Aussi ce sexe aime avant l'âge.

Une vive rougeur s'est soudain répandue sur le charmant visage d'une vierge timide, son cœur a tressailli d'une douce émotion; ses yeux se sont baissés vers la terre, comme dirigés par un sentiment de honte, un léger frémissement vient d'agiter ses membres; c'est qu'alors son esprit cherche à s'expliquer ce qu'éprouve son âme de quinze ans; elle veut analyser un sentiment nouveau pour elle. L'innocente prête l'oreille à une voix intérieure qui la jette dans le trouble, mais a des charmes auxquels elle ne peut longtemps résister.

Devenue plus confiante, elle s'apercevra bientôt que la présence d'un jeune homme fait redoubler dans son cœur l'embarras qu'elle éprouve, ces désirs confus et rêveurs qu'elle cherche à deviner. Sa timidité se rassure encore ; son œil se repose délicieusement sur ses formes et sur celles du jeune homme qu'elle aime déjà ; mais alors la défiance commence à naître, et c'est le premier symptôme chez la jeune fille. Il faut prévenir les insinuations qu'on pourrait jeter dans cette âme novice et lui dévoiler votre amour, avant qu'on ne la livre aux préjugés nombreux, que le sexe adopte volontiers, aux préventions fâcheuses que toute femme doit avoir contre les hommes, sentiments hostiles que ne légitime que trop la perfidie de quelques-uns d'entre eux. Ne laissez pas à un cœur neuf la force de croire que toute femme qui aime est une victime vouée d'avance à un abandon prochain ; sans nier la perfidie de quelques-uns, prouvez-lui qu'il est des exceptions possibles, et elle croira facilement à l'existence d'une certaine classe d'hommes délicats, parmi lesquels elle vous rangera sans doute, car elle ne veut que s'aveugler sur sa chute et croire à un amour sans bornes.

Un jour, cependant, elle dira à son amant infidèle.

> Vous vous trompez fort lourdement
> Quand vous croyez comme évangile
> Qu'à vous seul trop injustement
> Il est permis d'être fragile ;
> La dame aura raison de vous répondre ainsi :
> « Et moi je suis fragile aussi. »

En attendant qu'une femme innocente prenne un peu de malice, il faut agir auprès d'elle avec une prudence extrême et mille précautions minutieuses. Craignez d'effrayer la timidité de celle qui frémit, alors même qu'elle ne connaît pas le danger ; les émotions naissent en elle si facilement et en si grand nombre qu'il serait imprudent d'en exciter de trop vives et de trop fréquentes. Laissez se développer peu à peu le germe du désir ; n'anticipez pas sur le temps où il doit éclore ; que la nature soit avec vous le précepteur de celle que vous aimez. Laissez son cœur deviner le besoin qu'elle éprouve ; ne cherchez pas à précipiter une victoire qui vous est presque promise : la femme qui reçoit ainsi les premières impressions de l'amour réclame les soins les plus délicats. C'est la fleur à laquelle le jardinier

ravirait son éclat et son odeur s'il voulait trop
tôt la faire éclore.

> C'est l'âge qui touche à l'enfance.
> C'est Justine, c'est la candeur,
> Déjà l'amour parle à son cœur :
> Elle écoute avec complaisance
> Un langage souvent trompeur.

Il faut de la prudence encore dans le discours
qu'on tient à une innocente et une grande
réservé dans les actions et les démarches qu'on
fait pour attirer son attention et son amour :
évitez surtout de la compromettre; si vous lui
paraissez inconséquent, elle vous fuira. Quand
vous avez le bonheur de plaire à celle dont vous
voulez triompher, recherchez les lieux où vous
pourrez la voir; si vous êtes discret, elle vous
donnera sa confiance; profitez-en sans retard
pour l'assurer de votre constance; dites-lui
avec chaleur qu'un homme est assez heureux
lorsqu'il a trouvé un cœur aimant; que c'est là
pour vous le suprême bien et que vous ne con-
sentirez jamais à le perdre qu'avec la vie; qu'un
infidèle se trompe lui-même et court après un
vain fantôme.

Dites-lui quel bonheur on éprouve à vivre
avec une amie pour laquelle on n'a pas de

secrets, qui partage avec amour nos pensées et nos plaisirs.

Mais il est encore une autre crainte à dissiper dans le cœur d'une jeune fille : c'est celle du déshonneur.

La femme tient à l'estime de celui qu'elle aime ; elle craint de le perdre en lui donnant son cœur, en lui faisant un aveu sincère : il faut la rassurer sur ce point, en lui disant combien il est difficile de commander à ses sentiments, qu'en cédant à leur impulsion, on est plus à plaindre qu'à blâmer, etc.

La jeune fille se fera répéter ces mêmes choses et se familiarisera ainsi peu à peu avec la pensée bien douce d'aimer et d'être aimée ; puis elle se donnera avec bonheur, sans réserve.

Qui pourrait exprimer les aimables transports de l'amant qui voit finir en un jour ses peines par un seul mot de la bouche de son amie : « Je t'aime ! » mot vraiment magique, quelquefois trompeur, qui fait savourer ses esprits dans un délicieux lointain, mille jouissances divines ?

III

POUR SE FAIRE AIMER
D'UNE INDIFFÉRENTE

L'âme qui ne reçoit aucune impression est dans un état constant d'inertie ; si elle n'a pas la force de désirer ou d'aimer, elle n'a pas plus celle de haïr ou de ne pas désirer ; elle est incapable d'efforts, incapable d'aucune volonté qui puisse agir sur elle ou la diriger, ou lui commander la résistance. Ainsi la personne indifférente n'est ni plus ni moins une machine organisée, qui n'a pas en elle la faculté du mouvement. Beaucoup de femmes innocentes vivent dans cette monotone indifférence ; ce sont des statues auxquelles il faut communiquer l'étincelle de la vie ; mais loin de nous l'idée de vouloir les arracher à cette torpeur autrement que par l'amour.

Il faut, en quelque sorte, les entraîner avant

de les réveiller de l'engourdissement dans lequel elles sont plongées.

Si on ne montre point à la femme indifférente l'intention qu'on a de la subjuguer, elle ne soupçonnera pas même qu'on veut faire naître en elle un penchant; elle se laissera vaincre sans y penser. Mais si on l'arrache imprudemment à sa quiétude naturelle, sans lui avoir d'abord inspiré de l'amour, on la verra devenir en peu de temps rusée, adroite, courageuse, s'opposant à tout ce qui tendrait à lui donner un nouvel état auquel elle n'est pas accoutumée et qu'elle pourrait croire pire que celui qu'elle conserve habituellement.

Votre conversation, dans l'intimité d'une femme indifférente, devra rouler sur les sujets les plus ordinaires et ne jamais laisser soupçonner que vous avez l'intention de soumettre son cœur. La confiance naîtra de l'habitude qu'elle aura prise de vous voir; elle vous recevra toujours, nous ne disons pas avec des transports de joie, mais avec cette affabilité qu'elle déploie rarement dans le monde. Elle daignera quelquefois vous accorder un regard ou un sourire insignifiant; un baiser sur sa main ne l'impressionnera nullement; prenez avec elle, s'il est possible, cette liberté du vieux genre; elle n'y prendra pas garde, et tiendra pour simple politesse, ou chose sans conséquence, toutes les galanteries que vous pourriez lui faire; du reste, adoptez une indifférence au moins égale à la sienne; agissez comme par une impulsion machinale, comme si vous obéissiez à une voix intérieure, qui dispose entièrement de votre volonté et vous guide dans le choix que vous faites.

L'indifférence regarde la familiarité qu'engendre l'amour comme un échange mutuel d'égards et de procédés qu'on se doit dans le commerce de la vie; il n'est pas rare de voir qu'une femme de ce caractère vous accuse, après sa défaite, d'un *abus de confiance!*

Les grands sentiments exprimés avec passion lui semblent si ridicules qu'ils ne produisent sur elle aucun effet; les douleurs, les tourments d'amour concentrés la touchent aussi très peu parce qu'elle ne peut compatir aux maux qu'elle ne connaît pas et dont elle ne peut se faire aucune idée.

Champfort, que nous citons à l'appui de nos paroles, a écrit ces lignes pleines de sens et de vérité :

« J'ai vu, dans le monde, quelques hommes

et quelques femmes qui ne demandent pas l'échange du sentiment contre le sentiment, mais du procédé contre le procédé, et qui abandonneraient ce dernier marché s'il pouvait conduire à l'autre. »

Il faut un certain fond de courage et de patience pour oser faire la cour à une femme indifférente, parce que, souvent, il se passe un laps de temps très considérable avant qu'on en soit venu à obtenir le plus léger encouragement, la plus légère faveur de la part d'une femme ainsi organisée.

Ne vous bercez pas d'espérance vaine; souvent au moment où vous pourriez vous croire aimé, l'indifférente ne pensera même pas à vous et s'occupera de choses qui n'auront aucun rapport avec le délire dont vous êtes animé.

Quinault console en jolis vers les amoureux qui éprouvent le chagrin d'aimer une indifférente :

C'est un tourment d'aimer sans être aimé de même;
Mais pour un bel objet quand l'amour est extrême,
Quels que soient ses regards, ils sont toujours char-
[mants,
Et si l'on se rapporte à tous les vrais amants,
C'est un plaisir si doux de voir ce que l'on aime,
Qu'il doit faire oublier les plus cruels tourments.

On peut trouver des femmes indifférentes, mais elles sont en bien petit nombre ; il y en a beaucoup, par exemple, qui veulent le paraître ; en les étudiant on s'aperçoit bientôt qu'elles ne sont pas insensibles. La personne qui veut faire croire à son indifférence, n'offre à un amant que de l'amitié, sentiment, dit-elle, bien préférable à l'amour et bien plus durable que lui.

Si vous avez affaire à de pareilles femmes, soyez aussi froid qu'elles en apparence, et si elles ont de l'amour pour vous, elles seront les premières à se passionner.

Les femmes qui éveillent en nous des sentiments durables et profonds ne sont pas indifférentes ; car l'indifférence ne peut troubler le repos de personne : toutes ont en elles un germe de tendresse qui n'attend qu'un moment favorable pour se développer ; qui peut être, hormis l'impuissance, à couvert de l'atteinte de l'amour.

Quelquefois, le cœur ignore la cause d'un sentiment qui l'agite, c'est le besoin d'aimer. Quelquefois, ce besoin est si grand chez les femmes, qu'il s'attache à tout, même aux animaux.

Ne croyez donc pas à l'indifférence des

femmes ni à la sincérité des moyens qu'elles emploient pour vous le persuader.

Quoi qu'en pense les indifférentes, vraies ou fausses, on réussit auprès d'elles par la persévérance et par des preuves de tendresse vive qui finissent par allumer un feu secret dans le cœur.

> Si vous voulez rendre sensible
> L'objet dont vous êtes charmé,
> J'en sais un prétexte infaillible
> Aimez et vous serez aimé.

Et sachez bien, de plus, que toute femme qui fait quelque chose pour plaire, veut être aimée.

IV

RÉGÉNÉRATION DE L'AMOUR DÉNATURÉ

La nature humaine se décompose en deux parties principales : l'homme et la femme. Les deux êtres sont par conséquent le complément l'un de l'autre. On peut même dire que la femme est le complément. Les deux êtres forment un tout qui ne peut se désunir sans encourir son altération et sa perte, la perpétuité de ce tout exigeant le concours de ces deux éléments et sa perfection leur parfaite liaison, il faut qu'il y ait concours et liaison. Or, pour qu'il y ait concours et liaison, il faut qu'il y ait affinité. Donc, sous peine d'altération et de perte de la créature, l'homme et la femme doivent être liés, et pour que la liaison soit pleine, il faut que leur affinité réciproque soit la plus grande possible; dès que cette affinité est entravée par des obstacles, la liaison en souffre et la créature se dénature; il faut par conséquent faire en sorte que cette affinité existe, qu'elle atteigne un maximum; il faut conjurer toutes les entraves qui peuvent nuire à son être et à son développement et les déchirer, si l'on ne peut les conjurer par la force ou par la ruse.

Lorsqu'il y a affinité, il y a amour. Le caractère naturel de l'amour est, au perfectionnement près, le même que celui des animaux : le mâle commande et protège la femelle; celle-ci obéit et se soumet au mâle. Le premier caresse sa faible compagne et la corrige, la seconde aime le premier pour sa force et sa sévérité, mais le quitte bientôt si elle lui reconnaît un maître pour se soumettre à celui-ci. Elle hait la faiblesse chez le mâle.

Certainement, nous ne voulons pas dire que tel est uniquement la nature de l'amour humain, mais nous prétendons que tous ces caractères de l'amour des animaux supérieurs se retrouvent dans l'amour humain.

Le caractère naturel de l'amour est réglé par deux principes fondamentaux.

La femme doit se fondre complètement dans

l'homme. Plus l'homme est fort, plus la femme l'aime.

Nous prouvons le premier de ce principe par ceci : supposez la femme la plus arrogante du monde, la femme la plus riche, insolente et dédaigneuse, qui triomphe chaque soir dans un nouveau salon de nouveaux prétendants éconduits avec mépris; supposez cette femme, qui se croit supérieure parce qu'elle les voit tous à ses pieds, supposez-la tout à coup seule, abandonnée dans une île déserte; viennent maintenant un valet, un portefaix, transporté comme elle subitement; vienne un nègre, enfin l'homme le plus méprisable, le plus hideux qu'il soit possible d'imaginer, un être qu'elle n'avait jamais jusque là considéré comme un homme, tout en considérant comme fort peu de chose ceux qu'elle admettait entre des hommes; vienne un être comme celui-là, et immédiatement consciente du rôle que lui assigne la nature, consciente de sa faiblesse et de la force de l'homme, elle se fera spontanément, naturellement, sa créature, sa chose; comme l'homme, de son côté, spontanément, naturellement, prendra possession d'elle et la protégera.

Deuxième principe : plus l'homme est fort,

plus elle l'aime. A la vérité, la femme prend souvent l'apparence de la force pour la force elle-même; la preuve se voit tous les jours. Cet homme est honnête, généreux et bon, aimant et doux, fidèle et sensible, il adore sa femme. Celle-ci le déteste, le ruine et le trompe avec un autre, dont elle raffole. Or, cet amant est peu scrupuleux, prodigue de l'argent d'autrui, égoïste et brutal, volage et sceptique. Son mari la caresse, elle le méprise; l'amant la hait et la frappe, elle l'aime. Voilà qui est caractéristique; la femme préfère le méchant fort au bon faible. Il lui faut être conduite; si le bon ne la conduit pas, elle se livre au méchant. Elle est rebelle; celui qui ne la réprime pas la perd; celui qui la comprime la garde.

Ici c'est l'amour dénaturé, parce que tyrannie et lâcheté y sont pris pour force et courage. Ce que nous appelons amour dénaturé, c'est lorsque la femme commande à l'homme. En ce cas, la véritable force est méconnue par la femme. Les résultats de la dénaturalisation de l'amour sont : une exaspération malsaine et perturbatrice des passions de l'homme et de la femme, le mépris de celle-ci pour celui-là, et enfin l'influence de l'esprit illogique et incohérent de la femme sur elle-même et sur l'homme, sur leur union, sur la société.

Les résultats de cet état de choses sont d'une part la faiblesse de l'homme, c'est-à-dire l'altération en ce qui le concerne de la nature et de l'amour; d'autre part, l'insurrection victorieuse de la femme qui, dégagée de la raison masculine, laisse errer son imagination au gré de la vanité résultant de la conviction de sa supériorité et entraîne dans le dédale diffus de ses instincts l'amour déréglé de l'homme, en échange duquel elle ne lui peut rendre autre chose que la passion de ses sens irrités.

C'est employer une expression inexacte que d'appeler amour le sentiment que l'homme éprouve alors, l'amour nécessitant des conditions que ne peut plus remplir l'homme et qu'il ne trouve plus chez la femme. C'est un amour complètement dénaturé; la femme ne peut plus aimer; seulement, chez elle, le mépris remplace l'amour qui subsiste de pair avec la douleur chez l'homme.

Tous les deux sentent bien qu'ils ne sont plus dans leur état normal; mais l'homme n'a ni la volonté, ni le vouloir de recouvrer ses droits dont il a fini par douter profondément, et la femme ne ressent point le goût de s'humilier devant un être qui lui semble si inférieur à elle. En effet, l'homme est alors tellement dégénéré, qu'il n'apparaît même plus son égal; mais en échange et quand la femme voudrait se soumettre à lui, il ne pourrait accepter son empire.

C'est à l'homme de se corriger, de se régénérer, s'il veut corriger, régénérer la femme; c'est à lui de rentrer dans la pleine possession de ses droits unie à la ferme volonté de les faire respecter.

De cette résolution dépend son salut et celui de la femme. Les conséquences en seraient trop longues à énumérer : plus de désespoir, plus de crimes résultant de trahison dont l'homme doit s'accuser, quoiqu'il en soit la victime; plus de ruines, plus de déshonneurs préparés, inconduites perpétrées pour les passions de la femme que l'abdication virile a mise en liberté.

C'est à l'homme de se régénérer, sans quoi il ne pourra se faire obéir, et si jamais la fantaisie prenait à cet impuissant de vouloir commander avant de se guérir lui-même, tous les efforts de son esprit maladif n'aboutiraient qu'à une suite de cruauté et d'ignominies dont il sortirait plus misérable et plus méprisable encore aux yeux de sa compagne.

Pour reconquérir le sceptre perdu, deux moyens sont à l'homme : la violence et la ruse. Il peut être aimé après avoir réussi d'une façon ou d'une autre, mais dans la première il sera craint en même temps.

La violence et la ruse, telles sont les deux politiques possibles pour neutraliser la dénaturalisation du caractère de l'amour et replacer la femme sous la domination masculine. Il est des femmes sur lesquelles la violence est d'un effet plus sûr; d'autres, au contraire, avec qui il vaut mieux employer la ruse; d'autres enfin qui nécessitent leur combinaison en différentes proportions.

Les premières se distinguent par le sentiment excessif de leur nature, plus solidement enracinées ou moins profondément altérées; la seconde par une complète aberration de la conscience et la perte d'un sentiment de leur nature; les troisièmes, participant à la fois des premières et des secondes, sont encore susceptibles d'un sentiment, d'un bouleversement général.

Les premières peuvent être corrigées radicalement et facilement; il faut toujours tromper les deuxièmes, mais avec les troisièmes, il est indispensable de faire alterner ou employer simultanément la violence et la ruse pour obtenir un résultat moyen, mais acceptable cependant.

La violence est d'une exécution simple ; elle consiste à trancher le nœud gordien ; la ruse tend à dénouer ; la ruse demande plus de travail et d'intelligence pour être appliquée, et est d'une pratique extrêmement compliquée. La violence, à la vérité, c'est-à-dire la réforme ouverte des passions de la femme, exige une parcimonie de caractère et son succès peut-être à jamais compromis par la plus légère erreur.

Les mains pleines de concessions, d'éloge, souriante et aimable, séduisante et facile, la ruse, au contraire, se glisse sans bruit dans le camp ennemi, où elle est introduite par les passions de la femme, desquelles cette même ruse a su se faire des alliées. Ce sont elles qui la conduisent, à travers mille détours, jusqu'au cœur de la femme ; ce cœur, surpris dans l'insouciance complète, est enchaîné, et quand il se sent prisonnier, il n'est plus temps pour lui de se défendre. C'est sur la ruse et son application savante qu'il faut le plus concentrer l'attention, afin de s'emparer du cœur d'une femme et le conserver indéfiniment ; nous dirons même qu'il faudrait subordonner la violence à la ruse au point de ne considérer celle-là que comme un des moyens de celle-ci.

La dénaturalisation de l'amour a pour cause l'exaltation de certaine faculté jusqu'à la démence et effacent les autres.

Vanité, imagination, curiosité, luxure, sont les passions que doit flatter l'homme pour se rendre maître de la femme. La raison doit faire place à la vanité, le jugement à l'imagination, le désir de s'instruire à la curiosité, la faculté de procréation à la luxure. C'est-à-dire que la plupart des facultés naturelles de la femme sont dénaturées dans le sens d'une fausse exagération ou anéanties pour faire place à leurs contraires.

La vanité est la passion de briller ; c'est donc aussi l'amour de tout ce qui brille et l'ambition de le posséder pour augmenter son propre éclat, ce qu'il ne faut pas confondre cependant avec l'envie.

Toutes les fois qu'on attisera cette passion de briller, elle sourira à celui qui tiendra le soufflet, elle s'attachera à ses pas, s'il cherche à l'éblouir.

Il vous faut donc rendre la femme vaine d'elle et vaine de vous : il faut user de la flatterie directe et de la flatterie indirecte.

Pour rendre la femme vaine d'elle, il faut lui attribuer des hommages exceptionnels.

Le comble de la flatterie directe active de la vanité féminine consiste à vanter la beauté de la femme et son charme irrésistible, à faire semblant de croire aux contes absurdes qu'elle imagine sur son état maladif; admirer avec elle les poésies banales et écœurantes dont elle fait ses délices s'abaisser jusqu'à causer chiffons pendant des journées entières, être lâche au point de mépriser dans ces discours ceux qu'elle ne peut souffrir, quand on les estimerait fort, obéir à ses moindres caprices et se ramollir le cerveau à chercher quelles nouvelles surprises lui seraient agréables; sacrifier son repos à sa fantaisie, se ruiner à ses désirs, se déshonorer à son bon plaisir, répondre à ses sottises par de spirituelles et aimables plaisanteries, se jeter à ses genoux et implorer un peu de commisération pour beaucoup d'amour ; il est rare alors que la volonté reconnaissante ne livre pas la femme, mais il peut arriver que cette vanité trop satisfaite, lassée n'accorde que le mépris à la cause de cet excès de satisfaction. Il ne faut pas oublier que c'est le propre des êtres faibles d'aimer à briser ceux qui s'humilient devant eux. Donc, si vous voulez éviter de faire une ingrate, il vous est nécessaire d'agir en sorte que la femme à laquelle vous décernez vos hommages, n'ignore pas que vous pourriez au besoin la châtier. Evoluez donc avec douceur, mais avec fermeté.

Il faut se faire craindre en même temps que flatter; la crainte ne peut engendrer le mépris, elle ne peut inspirer que la haine ou l'amour. Or, comment ne pas aimer un amant terrible qui met sa force au service de celle qu'il aime, en échange de cet amour? La haine n'est point possible, mais encore vaudrait-elle mieux que le mépris.

Il faut aussi rendre la femme vaine de vous, il faut savoir se donner des qualités qu'on n'a pas. L'art de la flatterie indirecte, qui consiste à vous rendre un objet brillant dont la possession devient le but de la possession de la femme. Ce moyen exige une grande habileté et une connaissance complète du sujet. C'est en sachant ce que la femme admire le plus dans un homme, en s'efforçant de remplir ces conditions qu'on arrive à la rendre vaine de soi. Si elle aime dans un homme l'élégance, il ne faudra rien négliger pour lui plaire de ce côté-là. Considère-t-elle le talent ? On tâche d'en avoir ou d'en prendre le reflet. Aime-t-elle la pose ? On sacrifiera sa modestie en se faisant beaucoup admirer.

Il faut piquer la curiosité de la femme pour la flatter; or, on pique sa curiosité toutes les fois que, par parole ou par action, on semble lui cacher quelque chose. Pourvu qu'on joue bien son rôle, on est certain de captiver la curiosité de la femme sans qu'elle s'en rende compte, et à un tel point qu'elle emploiera toutes les ressources de son imagination pour arriver à vous arracher le secret qu'elle vous suppose. Vous la verrez successivement d'abord vous questionner d'un air indifférent, puis, sur une réponse équivoque ou négative, habilement jetée comme un combustible nouveau dans un bûcher enflammé à cette curiosité qui la dévore, refouler en elle avec toutes les force de sa volonté, la vanité froissée, pour affecter de sourire de sa simplicité vraiment bien grande de s'occuper de ce qui la touche si peu, et enfin, sur vos appréciations féroces d'une aussi sage pensée, approbation meurtrière de son sang-froid ; vous la verrez passer du sarcasme à la câlinerie, vous blesser et vous caresser tour à tour sans cesser de vanter la confiance qui lui est due. Enigme vivante, elle détourne ainsi vers vous toutes ses pensées et toutes ses machiavéliques combinaisons, surtout si vous avez soin de paraître attacher un grand prix au mystère en question, et si, par de perfides réticences, lui faisant entendre que l'intérêt et la gravité en sont considérables, vous travaillez froidement à exagérer le mal.

Si la curiosité de la femme menace de s'écarter de vous, il faudrait conjurer cette défection par une parole insignifiante, dans laquelle vous simulerez un grand regret et un violent effroi suivis de quelques silences implacables. Tant que l'attention de la femme est fixée sur vous, elle n'est pas ailleurs.

La curiosité est éveillée sur vous par une parole, une action que vous désavouez, un objet que vous cachez, mais il arrive fréquemment que la curiosité féminine ne s'en tient pas à vos gestes, à vos actions et à vos paroles, elle va plus loin ; son imagination s'envole et plane sur des horizons inconnus ; elle se laisse aller en un mot à une curiosité malsaine. En voici un exemple raconté par un voyageur il y a une cinquantaine d'années.

« Je traversais Aix l'an dernier avec une jeune femme, à l'époque où tous les journaux retentissaient des exploits qu'une bande de brigands commettaient dans la campagne de cette ville. Curieux de connaître cette campagne, je louai un véhicule, qui avait été autrefois un carrosse, et je donnai l'ordre au cocher de nous diriger sur les Roches, situées à trois quarts d'heure des remparts.

« Nous ne tardâmes pas à être engagés dans une route magnifique plantée d'une double rangée d'arbres touffus dont les cimes penchées se confondaient, donnant au chemin un aspect d'un immense bocage ; la route était droite sur une longueur d'environ cinq cents mètres, au bout desquels elle faisait un coude ; nous n'étions plus qu'à quelques minutes de cette bifurcation quand le cocher m'avertit que trois individus de mine suspecte venaient d'en déboucher.

« Je mis le nez à la portière.

« Les récits, malheureusement trop vrais, qui m'avaient été répétés la veille : assassinat commis en plein jour, à quelques kilomètres des habitations suburbaines, viols de femmes, attaques de diligences... me revenaient à la mémoire et me causèrent une impression peu agréable. J'avais précisément oublié de prendre une arme.

« Je vis, en effet, à quelque cent mètres, trois gaillards dont l'air rébarbatif n'avait rien de séduisant — pour moi, du moins — et je me fis ce raisonnement assez simple que ces messieurs ne fixaient pas notre voiture avec tant d'audace dans le but de l'admirer sans y toucher. Ces suppositions n'avaient rien de hasardé.

« Ce qui ne contribua pas à diminuer mes lugubres appréhensions fut l'apparition non moins inquiétante que successive de trois personnages à guêtres de cuir, qui s'insinuèrent à côté des trois autres, debout au travers de la route.

« Cette augmentation de mise en scène me décida à ordonner au cocher d'arrêter, celui-ci ayant déjà ralenti le pas. Aussitôt nos promeneurs, ouvrant des jambes insensées, se précipitèrent sur nous.

« — Retournez vite, dis-je au cocher.

« Il ne se le fit pas dire deux fois ; les drôles nous poursuivirent en vociférant des menaces de mort.

« Pris d'une sainte horreur, sans armes, accablé d'une femme, je hurlai à l'automédon :

— Brûle la terre, mais échappe-leur ! Tout ce que tu voudras une fois hors de danger.

« La voiture volait, plus de dix fois elle faillit verser contre les arbres, mais nous arrivâmes sains et saufs en lieu de sûreté, après avoir vu les bandits abandonner la partie cinq minutes avant.

— Nous l'avons échappée belle, dis-je, à ma compagne ; vois ce pauvre cocher, il est vert, je craignais tout pour toi. Si ces brigands nous eussent atteints, ma pauvre chérie !

« Mais elle :

« — Oh oui ! mais je n'ai pas eu peur.

« — Mais cependant...

« — Tu crois qu'ils m'auraient tuée ?

« — Non, mais ils eussent fait pis...

« — Oh ! quelle horreur ! fit-elle hypocritement, je suis bien heureuse d'en être sortie... ils auraient... tu crois ?

« La façon dont fut portée cette interrogation me fit tressaillir.

« Puis pensive :

« — Vraiment !... dit-elle.

« La curiosité l'emporta sur la vanité. »

Un pouvoir qu'il faut savoir utiliser, c'est la jalousie.

Il faut être aimable avec toutes les femmes, cela est utile pour faire germer dans le cœur de sa compagne la haine des autres individus de son sexe qui deviendraient les plus terribles ennemis de son amour pour vous, si celles-ci recherchent leur société et qui, auxiliaire de notre puissance, ne peuvent que contribuer au développement de ce même amour.

Quand cette jalousie, adroitement menée, fera enfin explosion, c'est à vous de savoir la conduire. Les passions vaincues de la femme la jette désarmée aux pieds de l'homme. C'est alors qu'il faut en profiter pour établir à jamais sa supériorité. Il faut savoir calmer la femme en l'embrassant, en la traitant d'enfant, et comme un enfant, redoubler ses caresses en plaisantant celle dont elle est jalouse.

Il est mauvais de rendre une femme toujours jalouse de la même femme ; il faut donc varier de temps en temps le but de sa haine, sans cesser de la tenir toujours occupée. Plus la femme haïra celle dont on l'aura rendue jalouse, plus son amour grandira pour vous.

On peut éveiller le soupçon, mais il ne faut

jamais donner lieu à la certitude d'infidélité, car
si l'on ne peut nier qu'une femme ne souffre
beaucoup de la certitude de l'infidélité de son
amant ou de son mari, elle en souffre beaucoup
moins que du soupçon, et s'il faut avouer qu'elle
aime encore l'infidèle convaincu, elle adore
l'infidèle supposé.

V

L'ART DE CONSERVER L'AMOUR
DANS LE MARIAGE

On dit vulgairement que « l'homme ne vit pas rien que de pain » ce qui signifie qu'il n'a pas seulement des besoins intellectuels et moraux qui demandent aussi bien et non moins impérieusement à être satisfaits. Cette satisfaction pousse l'homme à la recherche du beau et du bon ; dans tout ce qu'il façonne, c'est la perfection qu'il se propose ; il en est de même en amour.

Le plaisir charnel devient bientôt pour lui une source de dégoût. L'amour, aussitôt qu'il s'est déterminé, et fixé par le mariage, tend à s'affranchir de la tyrannie des organes dont l'homme est averti dès les premiers jours par la tiédeur de ses sens et sur laquelle tant de gens se font misérablement illusion. « Le mariage est le tombeau de l'amour. »

Proudhon dépeint ainsi l'amour conjugal : « Le peuple, dont le langage est toujours concret, a entendu ici, par amour, la violence du prurit, le feu du sang ; c'est cet amour, entièrement physique qui, suivant le proverbe, s'éteint dans le mariage. Le peuple, dans sa chasteté native et sa délicatesse infinie, n'a pas voulu révéler le secret de la couche nuptiale ; il a laissé à la sagesse de chacun le soin de pénétrer le mystère et de faire son profit de l'avertissement. Il savait pourtant que le véritable amour commence à cette mort, que c'est un effet nécessaire du mariage que la galanterie se change en culte, que tout mari, quelque mine qu'il fasse, est, au fond de l'âme, l'idolâtre ; que, s'il y a conspiration ostensible entre les hommes pour secouer le joug du sexe, il y a convention tacite pour l'adorer ; que la faiblesse seule de la femme oblige de temps à autre l'homme à ressaisir l'empire ; que, sauf ces rares exceptions, la femme est souveraine et que là est le principe de la tendresse et de l'harmonie conjugale. »

Voilà l'homme marié. Comment doit-il se

conduire la première nuit de ses noces? Son rôle est souvent plus embarrassant et même plus difficile qu'on ne le suppose. Il importe de savoir que ce premier contact de la chair est ordinairement douloureux, un obstacle sépare les deux époux dans leur première effusion : c'est la membrane hymen qui est interposée entre la vulve et le vagin. Le premier rapport doit rompre cet organe et cette rupture est ordinairement sanglante. Cette première épreuve est toujours pénible pour la femme, qui souvent n'en soupçonne pas toute l'intimité, lui cause, pour peu qu'elle soit nerveuse et délicate, une impression violente, désagréable et peu faite pour idéaliser l'amour.

M. Legouvé s'écrie : « Quelle image de l'amour va se graver dans son esprit? Il en est à qui cette sauvage prise de possession a inspiré une telle horreur, qu'elles en sont restées presque frappées d'incurables souffrances et que ce souvenir seul éloignent de leur mari. »

Quelles que soient les péripéties de l'entrée en relation, l'homme doit y apporter les plus grandes précautions.

L'impétuosité et la brutalité ne sont pas de mise dans le premier rapprochement.

L'homme doit donc initier lentement, progressivement sa femme au nouveau rôle qu'elle doit remplir, à la pratique des devoirs conjugaux. Il ne doit pas oublier que, de cette première nuit, ses sens et son esprit garderont peut-être un souvenir qui ne s'effacera plus. Il dépend du mari que ce souvenir soit bon ou mauvais.

Une fougue maritale trop impétueuse peut avoir pour la jeune femme des inconvénients fort graves; le contenant étant pour le moment d'un diamètre très étroit par rapport au contenu, des déchirures profondes ou des inflammations douloureuses peuvent résulter d'une introduction faite avec trop de précipitation.

Les tentatives modérées, au contraire, se succèdent, se modifient et l'éducation finit par se faire sans que l'inexpérience blesse personne, sans que l'échec nuise à l'amour.

Le docteur Morin dit avec juste raison :

« Mais à quoi prétendent-ils donc, ces maris ardents, pleins de *furia?* A l'accord de deux âmes au clair de lune? — pareille communion s'arrangerait mal d'un tel emportement? A la satisfaction matérielle du sixième de leur sens? Ils l'ont, pour la plupart, goûté vingt et cent fois déjà, sans que leurs transports fussent aussi excellents. Mais ce qu'ils cherchent, vous le savez comme moi, ils veulent cueillir la fleur virginale qui ne repousse pas; leur bonheur vient de la rupture de cette membrane que les médecins nomment hymen et dont l'intégrité, pensent-ils, témoigne de la pureté de celle qu'ils ont épousée. »

Le célèbre Roussel s'exprime ainsi au sujet de la virginité.

« L'ardeur impétueuse avec laquelle l'homme cherche à s'unir à la femme semblerait devoir exclure en lui un goût bizarre et contradictoire, qui trouble son repos. Lorsqu'il est parvenu à surmonter toutes les difficultés qui gênaient sa passion, lorsqu'il a écarté toutes les barrières et qu'après avoir marché de victoire en victoire, il se trouve maître de tout et qu'il ne lui reste plus qu'à jouir, il aime à rencontrer un obstacle qui l'arrête tout à coup et veut que le passage qu'il désire le plus franchir lui soit fermé. »

Or, aujourd'hui il est prouvé qu'une femme peut parfaitement avoir pratiqué le coït, même plusieurs fois, sans que l'hymen se rompe !

Dans le mariage le désir charnel naît naturellement, de cette vie commune, de cette cohabitation intime et réclame impérieusement cette satisfaction. Mais cette satisfaction des sens doit être réciproque ou tout au moins ne doit pas être obtenue au prix d'une contrainte ou au détriment de la paix conjugale. La fin du mariage s'obtient toujours par des procédés doux, aimables, insinuants et non par des manières brutales et autoritaires.

Du reste, voici quels sont les préceptes généraux du mariage les plus propres à l'amour durable et à la fidélité des époux. Il est vulgairement admis que la lune de miel a une **durée** de six mois; pour quiconque sait la mettre à profit, elle peut durer plus longtemps... toujours!

« Comme on fait son lit on se couche, »

« Comme on sème on récolte. » Jamais proverbes n'eurent d'applications plus justes.

Contrairement à la doctrine régnante, le devoir capital d'un mari intelligent et sage consiste à chercher son bonheur dans celui de sa femme. Tel est le but dont rien ne devra le détourner. Inutile de rappeler que la femme ne sera réellement heureuse que par l'amour.

Donc, tout jeune mari, mis en possession de sa jeune compagne, au lieu de raisonner et d'agir en homme sceptique et blasé, sera instinctivement porté à se mettre au lieu et place de sa jeune épouse, attendant la révélation du terrible mystère, il comprendra son innocence et sa curiosité, ses frayeurs et ses désirs. La première pensée sera de la rassurer, d'éviter qu'aucune sotte vanité, aucune impatience ne l'excitent à user trop tôt de ses droits.

Afin que l'amour vienne sûrement et sans appel, il ménagera cette femme sainte, la préparera par de tendres soins. Il se souviendra que cette enfant, gracieuse fleur dont l'arôme doit parfumer toute sa vie, ne le connaît ni ne l'aime point encore, qu'elle le redoute et, à coup sûr, ne le désire pas dans le sens que l'entend généralement la vanité masculine.

L'union intime de l'homme et de la femme étant l'œuvre du temps, ne pouvant s'effectuer dès le début, commencer par là, ainsi qu'on a l'habitude de la pratique, serait s'exposer à soulever des dégoûts cachés, de sourdes révoltes. Cette heure de la possession durant laquelle l'homme est dominé par les sensations physiques, est, moralement, pour les femmes, une heure solennelle ineffaçable. La profaner, c'est lui faire un outrage sensible, ineffaçable aussi !

Il se gardera donc de s'appuyer sur cette maxime grossière : « La femme veut être violée! » Sans doute, il faut peu à peu enlever les barrières que sa pudeur oppose et faire à sa volonté une douce violence. Bien niais sera celui qui attendrait un consentement formel ; mais encore faut-il que cette violence vienne au moment opportun, alors que la femme est déjà vaincue et à moitiée séduite ; il ne faut pas oublier que, si le contrat donne la dot, l'amour doit donner la femme. Si donc il sait tout d'abord la mettre à l'aise, la délivrer de la cruelle oppression qui l'étreint, il éveillera aussitôt en elle une ineffable quiétude. Son cœur sera heureux de se livrer à celui qui sait si bien la solliciter.

En un mot, voulez-vous être sérieusement son maître? Soyez son amant, votre rôle ne sera difficile qu'au début. Par votre joyeux abandon, donnez-lui l'exemple de la confiance, apprenez-lui peu à peu avec intelligence et délicatesse la langue de l'amitié, des confidences, des petits secrets, et vous serez bientôt surpris et ravi des jolis rêves, des gracieux trésors de bonheur et d'amour qui s'échapperont de son cœur comme une volée d'oiseaux auxquels on vient d'ouvrir la cage; le reste viendra tout seul, et vous ne tarderez pas à voir cette jeune fille se transformer. N'ayez ni crainte ni défiance; soyez avec elle jeune et radieux, comme vous le seriez avec la plus ardente maîtresse. De l'amour et de ses charmants mystères, ne lui laissez rien ignorer. Donnez essor à tout ce que sa jeunesse renferme d'abandon, de gaieté, de ravissante folie. Quelle sache bien que vous l'initiez en tout, que vous la voulez heureuse, non seulement comme épouse, mais comme femme. Qu'elle n'ait à croire n'avoir rien à envier aux autres. Tout bas, dans le secret de son cœur, elle sera si fière de votre confiance, si heureuse et si reconnaissante d'être épouse aimée, caressée comme une maîtresse adulée que, n'eussiez-vous pris ce rôle que par politique de cœur, vous l'accepteriez alors tout de bon, rien que pour le charme délicieux qu'il vous offrirait.

Il faut bien comprendre que cette instruction intime de la femme est la meilleure sauvegarde de sa fidélité. Il n'est pas d'opinion plus fausse et plus funeste que celle qui consiste à dire : « Ma femme est froide et ignorante; elle a été élevée dans des principes sévères, Dieu soit loué! Laissons-lui cette placide et rassurante réserve, n'allons pas lui donner des idées et des goûts qui, plus tard, deviendraient dangereux pour notre repos. »

Raisonner ainsi, c'est faire preuve d'un profond égoïsme ; c'est absolument ignorer la nature féminine; c'est enfin méconnaître la première leçon que nous donne l'histoire.

Ne semble-t-il pas, en effet, que cette figure d'Eve, placée au seuil de la société avec son innocence, sa curiosité et sa faiblesse, soit le symbole de sa race et comme un flambeau qui doive éclairer tous les mystères de son sexe? D'où vient que cette antique leçon est si mal comprise, si mal interprétée; qu'elle n'excite que des sourires et de ridicules allusions au fruit défendu?

Le fruit défendu! ce n'est point le plaisir illégitime, le changement, les caresses coupables ; c'est la connaissance entière de l'amour dans toute sa splendeur.

Par dédain, ineptie ou tout autre motif, il vous est loisible de les refuser à votre femme ; mais alors ne soyez pas étonné que, négligeant dans votre Eden une fleur mystérieuse et défendue, le démon de la curiosité d'une part, et celui de la tentation de l'autre, se coalisent pour vous la dérober. Vous aurez beau croire que tout est calme, tranquille autour de vous, qu'insouciant, vous pouvez en sécurité vous endormir, le serpent ne rampera que plus audacieusement à vos côtés.

Mais alors, direz-vous, que deviennent la dignité du mari, la gravité du père de famille, le respect du mariage ? Est-ce que ce libre abandon, cette initiation complète, en créant des besoins que l'homme est toujours sûr de satisfaire plus tard, ne mènera pas au libertinage, à l'adultère que l'on aura voulu éviter?

Que la femme ne soit jamais plus obéissante et plus dévouée que lorsqu'elle se sent aimée; que les tendresses soient les plus fortes garanties contre son infidélité; que le sacrement du mariage, qu'en conséquence, on lui accorde dans une large mesure le droit de l'amour, c'est une vérité reconnue pour tout le monde; mais croire qu'un mari, pour conquérir et conserver le cœur de sa femme, est tenu, sous peine d'être trompé, à employer les mêmes soins, les mêmes efforts, les mêmes séductions qu'un amant qui, pour arriver à se maintenir, ne peut évoquer que l'attrait du plaisir, que l'éblouissement des jouissances sensuelles, c'est nier la force de l'amour, chaste et honnête, emprunté au sentiment du devoir, au caractère sacré de l'union conjugale.

Ces considérations, toujours graves qu'elles soient, ne tiennent pas des faits concluants. Les faits nous enseignent, en effet, à ne pouvoir en douteur, que la curiosité et l'ignorance ont une grande part dans la perdition des femmes. Et si, comme l'a dit Aristote, « il faille toucher sa femme prudemment et sévèrement, de peur qu'en la chatouillant trop lascivement, le plaisir ne la fasse sortir des bornes de la raison », nous pensons que l'on pourrait s'accommoder de ces préceptes, si l'épouse était une sorte de virago imposante comme une Minerve, mais que si elle avait en partage le maintien et le sourire de Vénus et l'aimable folie des grâces, il vaudrait mieux lui faire approuver les usages différents. Approuvons donc les pythagoriciens qui disaient qu'une femme qui se couche auprès d'un homme doit, avec ses habits, dépouiller la pudeur et la reprendre aussitôt qu'elle se lève.

Encore faut-il se rappeler qu'au-dessus de ces causes plus apparentes que réelles, il y a les instincts irrésistibles de la nature. Que le trop de science en égare quelques-unes, c'est incontestable, mais dans l'hypothèse d'une initiation complète, à moins de dispositions maladives ou perverses, c'est à peu près toujours la faute du mari qui, au lieu de ne voir dans le mordant des sensations qu'un moyen, qu'un stimulant nécessaire à l'accomplissement des devoirs envers la famille, le présente à leur compagne comme le but supérieur, culminant de la vie.

Il est évident que les choses changent d'aspect, de caractère et de portée, suivant le point de vue où l'on se place. Pour l'amant, le plaisir est tout; c'est sa seule raison d'être; aussi s'acharne-t-il à le poétiser, à le défier, à le transformer en culte. Une fois sur cette pente qui la trouble, la fascine et l'étourdit, comment la femme pourrait-elle s'arrêter en un si beau chemin et ne pas tomber dans les abîmes ou la perversion des idées?

Le déchaînement de l'imagination et des sens, fatalement la poussent! Aussi qu'arrive-t-il dans la plupart des relations illégitimes? C'est que, dès que le séduisant poème a déroulé tous ses chapitre, le volume est fermé et l'on passe à un autre. Dans le mariage, c'est bien différent :

là, on a à compter sur un sentiment plus robuste, sur un but plus noble et plus durable. Là, l'amour n'emprunte rien aux fiévreuses péripéties de l'intrigue, mais il s'empare de tous les besoins du cœur, se fortifie de tous les intérêts et de tous les efforts communs.

D'ailleurs, pour comprendre à quelle élévation peut atteindre l'amour dans le mariage, combien fort il peut être contre la galanterie, surtout lorsqu'on a eu soin d'apprendre à la jeune épouse à juger les hommes, à faire la part de leurs présomptions, de leur fatuité et de leur égoïsme, il n'y a qu'à savoir ce qu'est pour la femme le premier homme qui l'a émue et troublée ; qui, tout bas, lui a dit ces mots magiques qu'elle se répète à elle-même, qui l'a initiée à la vie sensuelle par la volupté ; il n'y a qu'à se rappeler l'empreinte et le prestige qu'exerce sur elle cet homme avec son titre de mari, titre terrible dont la magie indéfinissable résiste aux plus graves dissentiments. Voilà pour l'erreur et le sacrilège.

Quant à l'imputation d'imprévoyance, elle n'est pas fondée. L'harmonie de tempérament est sans contredit le plus difficile à préjuger, mais il est presque toujours possible de la réaliser dans la suite, car, quels que soient les degrés et le mode de sensualité de la femme, le mari peut, à tout âge, le concilier avec ses aptitudes et ses besoins. Le moyen d'y parvenir consiste à transformer avec tact et intelligence en attendrissement de cœur, en neuves et pures caresses, le bouillonnement exagéré des sens, à remplacer la restriction forcée par de la tendresse, par une causerie intime, par une autre forme de l'amour, enfin.

Ce n'est pas toujours le grand art qui plaît à la femme; elle en est moins flattée souvent que des autres attentions gracieuses et délicates, que de ces riens qui, sans cesse, lui répètent qu'elle est la seule pensée de son mari.

Il ne lui faut souvent qu'une intimité amicale et tendre et trop de réserve la jette dans les désirs et les écueils de la passion.

Quiconque sait mettre à profit les ressources du cœur, les beautés de l'amour, n'a rien à craindre de l'éclosion de la crise des sens. On ne peut donc pas dire qu'il y a un danger, comme peuvent le croire les gens grossiers. L'homme intelligent et distingué qui, sous le voile de la pudeur, sait tout ennoblir, y puisera, au contraire, son plus puissant levier de force et d'harmonie. La femme qui, chaque soir, s'endort aux côtés de son mari, après lui avoir confié ses petits secrets, en avoir reçu toutes ses confidences, ne le trompera jamais.

Quant aux lits séparés qu'on préconise dans un certain monde, nous ne saurions trop condamner ce système, dit infaillible. Le lit est le trône, le sanctuaire de la femme; l'y laisser seule, en proie à ses rêves, à ses impressions, à ses insatiables besoins d'épanchement, de protection et d'intimité, sous prétexte d'éviter la satiété, le désenchantement et le dégoût, c'est envisager l'amour par son côté le plus rétréci et le plus misérable; c'est faire de la vile prose en croyant faire de la haute poésie. C'est, en un mot, ignorer la femme et retomber en plein dans le plus triste errement du temps.

Les proéminences des fonctions génératrices sur toutes celles de l'organisme vivant, les soumettent à des règles plus rigoureuses et plus absolues, non seulement pour la perpétration de l'espèce, qui est leur but spécial, mais aussi pour l'entretien de la santé et de la vie, comme toute les autres fonctions naturelles. Sans être aussi exigeantes sous ce rapport que celles de la nutrition, elles ne doivent pas moins s'accomplir avec régularité, suivant les besoins et les exigences individuelles. Il est vrai que rien dans la nature ne demande qu'un amant, qu'un époux soit un artiste consommé, mais tout lui commande de savoir au moins exécuter le thème essentiel et fondamental de l'union parfaite entre l'homme et la femme.

L'exercice du sens génital et sa complète satisfaction sont un besoin, une nécessité fonctionnelle indispensable à l'homme et à la femme. Le retour périodique de ce besoin chez les femmes, s'il est satisfait par le spasme voluptueux, est à peine de trois ou quatre jours pour les constitutions froides, les plus nombreuses.

Les désirs sont plus vifs et le spasme plus facile à obtenir dans les trois jours qui suivent la cessation des règles. Ils sont bien moins prononcés, ils sont parfois nuls dans la semaine qui précède l'époque menstruelle.

La menstruation, bien qu'elle produise une excitation particulière de tout l'appareil génital, n'en reste pas moins une fonction réservée à l'isolement de la femme et à l'abstinence de l'homme. Pendant ce temps, l'homme doit être plein de délicatesse pour la femme et doit s'interdire tout rapprochement avec elle, en évitant tout commerce compensateur avec d'autres femmes; il doit conserver toute sa force et apporter, à la fin de l'évolution sanguine, l'intégrale virginité d'une vigueur bien reposée.

En procédant autrement, il fait une sottise et commet une imprudence, et pourtant la tâche de l'homme est bien facile à remplir, car la femme est moins ardente et plus faible que lui, nous l'avons prouvé. L'opinion contraire et les apparences viennent de ce que, le plus souvent, la fonction sensorielle reste inachevée chez la femme; on conçoit alors qu'elle soit infatigable et insatiable malgré les efforts réitérés et impuissants de l'amant.

L'homme qui aime réellement une femme doit avoir tout le dévouement et toute l'ardeur nécessaire pour faire éprouver à sa compagne le spasme suprême avant sa propre satisfaction.

Mais s'il se satisfait d'abord, la prostration dont il se sent atteint ne lui donne ni la force ni l'envie de s'occuper ultérieurement de la femme. Nous avons déjà donné le conseil de se faire violence et de continuer l'action, même après l'éjaculation, afin de permettre à la femme de ressentir, elle aussi, la jouissance suprême.

Mais nous convenons que la chose est difficile; mieux vaut donc retarder l'éjaculation.

« Mais, nous dira-t-on, est-ce bien facile aussi? »

Il est certainement difficile de s'arrêter en chemin.

Mais l'homme qui considère que la femme a autant de droit que lui aux sensations voluptueuses de l'amour, doit se faire violence, ralentir son ardeur, redoubler de caresses d'autre part, c'est ainsi qu'il entretiendra l'amour.

Malthus, voulant restreindre et limiter les naissances, a posé le principe de la contrainte morale dans la génération, mais devant l'impossibilité d'une continence complète et absolue, on crut comprendre que comme le jeûne est la contrainte morale de la faim, par la privation de certains aliments, il s'agissait tout simplement d'amuser et de tromper les organes en leur refusant le nécessaire, c'est-à-dire de frustrer cette fonction en ne la remplissant qu'à demi. De là, toutes ces fraudes, ces artifices qui altèrent et pervertissent complètement l'exercice des fonctions génitales et amènent insensiblement la femme à la recherche de voluptés réelles auprès d'un homme moins égoïste.

Il n'existe pas de femmes sans besoins, il n'existe pas de femmes totalement privées de sens, il n'existe pas d'impuissantes au spasme génésique ; mais, en revanche, il existe des hommes égoïstes, ignorants, qui ne se donnent pas la peine d'étudier l'instrument que la nature leur a confié ou qui ne se doutent pas qu'il est nécessaire de l'étudier pour en retirer le moindre accord.

Il faut bien savoir qu'il est beaucoup de femmes qui n'éprouvent la volupté que par l'épanchement du sperme sur le col de la matrice, et par conséquent si l'acte ne se termine qu'extérieurement de la part de l'homme, elles sont obligées, sous le coup d'un ébranlement et après avoir eu l'espoir de la volupté, d'en être odieusement leurrées.

Le rapprochement sexuel n'est plus, dès lors, que la satisfaction d'une concupiscence ou d'une immonde lubricité au lieu d'être cette union à laquelle la nature nous convie par l'attrait du plaisir et fait prendre à la femme des habitudes qui la conduisent fatalement au dévergondage, c'est-à-dire qu'elle recherche à se satisfaire par d'autres moyens que ne manquent jamais de leur enseigner quelques perfides amies.

Si donc un amant tient a conserver à sa compagne l'amour qu'il a fait naître au début de la liaison, s'il tient à l'amour réel de cette femme, qu'il cesse de frauder la nature en accomplissant l'acte sexuel dans toute sa plénitude; mieux vaut cent fois s'abstenir.

VI

LES DÉLICES DE LA CONQUÊTE

Depuis que la femme, avec sa liberté, sa dignité, enfin comprise, est devenue l'égale de l'homme sur le terrain sentimental, les conditions de la conquête amoureuse ont changé. Le mâle ne s'impose plus le maître par la force physique de par le droit du plus fort. Il doit se faire accepter, il faut qu'il inspire de l'amour.

Il est remarquable que dans cette voie l'homme ait été devancé, en apparence du moins, par les animaux. Depuis longtemps, dans la plupart des espèces, la femelle avait le droit de choisir ; le mâle, le devoir de plaire ; que l'homme ne connaissait que la violence comme moyen de conquête amoureuse.

Les grâces de la séduction, les petits soins d'une cour galante auraient pu être enseignés par les animaux à l'homme primitif. C'est qu'aux époques barbares, la force seule était estimée, parce qu'elle était la condition indispensable du triomphe dans la lutte pour l'existence. Mais il est permis de penser que ces temps héroïques ont été précédés d'âges moins troublés où la nature plus clémente, la lutte pour la vie moins féroce, la conquête amoureuse moins violente, permirent au corps de la femme de s'orner de grâces séductrices dont, sans cela, on ne comprendrait pas l'apparition. Si, dans les époques lointaines, l'histoire reste muette, la légende reste des paradis terrestres, des Édens perdus, des âges d'or disparus.

De nos jours, si parfois encore la satisfaction sexuelle peut être acquise brutalement, ou, ce qui revient au même, achetée ignominieusement, il n'en est plus de même de l'amour qui veut une conquête plus délicate, plus émouvante et pleine de délices. Y a-t-il un plaisir supérieur à celui de chercher à émouvoir qui vous a ému? s'efforcer d'inspirer l'amour à celle qu'on aime; tendre vers elle toutes ses forces de séduction physiques, intellectuelles et morales; recueillir, comme de précieux encouragements, les mêmes faveurs qu'un sentiment naissant laisse prendre;

s'avancer peu à peu, s'exalter à chaque étape de cette route amoureuse, céder une à une toutes les résistances ; étendre son amour comme un filet qui se resserre et emprisonne ; sentir contre son cœur palpiter un cœur, comme un oiseau dans sa main, jusqu'à l'abandon final qui, de deux êtres, n'en fait plus qu'un. Puis, après la conquête du corps, jeter son emprise sur l'âme ; pénétrer les secrets qui se cachent derrière ce front adoré ; orienter vers soi toutes ses pensées ; grossir enfin sa personnalité de toute cette personnalité subjuguée : est-il au monde un plaisir comparable ? Cette conquête d'un corps, d'une âme, de tout un être, ne vaut-elle pas la conquête du monde, surtout lorsque, à travers l'optique de l'amour, cet être nous apparaît comme unique au monde ?

Il n'est qu'un plaisir comparable à celui de conquérir, c'est celui d'être conquis. A chaque étape de la conquête, à chaque emprise nouvelle, correspond l'émoi délicieux de l'abandon, et l'on ne sait quel est le plus grand plaisir de prendre ou de celui de donner ; ou plutôt le plaisir est le même, car celle qui s'abandonne sait bien que par cela même elle conquiert.

Le plaisir de la possession a la même origine

que celui de la conquête. Il est d'autant plus grand qu'on prise plus haut l'objet possédé, et surtout qu'il a été plus difficile à obtenir. La qualité des plaisirs sensuels qu'il comporte a, malgré les apparences, assez peu d'importance et ne suffirait pas à empêcher la satiété de se produire. Une possession absolue, calme, sans orage, est fatalement vouée à la satiété.

L'amant qui possède n'a pas la certitude de posséder entièrement, absolument le cœur de sa maîtresse. Après avoir tout obtenu, il lui reste encore quelque chose à conquérir; n'ayant plus rien à demander, il veut encore autre chose. Grâce à ce sentiment d'inquiétude, à cette aspiration vers une fusion complète, l'amant sans cesse recommence la conquête de sa maîtresse, dans l'ascension de son bonheur. Malheur à la maîtresse qui ne sait pas sentir cette tendance!

Celle qui, prodigue d'elle-même, se donnant tout entière, abandonnant son corps jusqu'à la dernière goutte, laisse boire à longs traits le breuvage d'amour, celle-là sera peut-être aimée violemment : elle ne sera pas aimée longtemps. Sage, au contraire, est celle qui, après chaque abandon, reprend un peu d'elle-même et, conservant jalousement son jardin secret, ne le livrant que peu à peu, attirante comme une énigme, sait conduire son amant de conquêtes amoureuses, sans cesse renouvelées, à l'infini toujours plus profond d'abandons nouveaux.

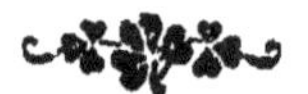

VII

SÉDUCTIONS DE LA PUDEUR

Avec la pudeur, grâce à ses refus qui sont des aveux, à ses reculs qui sont des abandons, grâce à ses voiles qui un à un tombent, à l'ombre dont elle s'environne et qui s'étoile de baisers, la religion d'amour a ses mystères et ses rites : mystère charmant des paroles banales à sens profond deviné, mystère adorable des émotions pressenties, mystère ardent des mots de flamme et de passion murmurés dans un soupir, rites délicats de la cour galante, rites savants de la poursuite amoureuse, rites brûlants des lents déshabillages coupés par des caresses qui affolent.

L'amour s'exalte à ce mystère, qui tolère l'illusion et suscite le rêve.

Les magiciennes et pythonisses d'autrefois,

après l'habile mise en scène qui trouble l'imagination et la prépare aux auto-suggestions, présentaient à leurs clientes un miroir obscurci par une épaisse buée; elles y voyaient leurs désirs et leurs rêves.

En amour, la magicienne, c'est la pudeur. Ses voiles et ses mystères sont la buée providentielle à travers laquelle l'être aimé nous apparaît comme identique à l'idéal organique, élaboré au plus profond de nous-même. L'amoureux ne doit pas être trop clairvoyant, il doit couvrir ses yeux du bandeau symbolique, aussi bien au moral qu'au physique : la pudeur de sa maîtresse lui sera une aide puissante. Cette aide est surtout indispensable au début de l'amour, alors que, n'ayant pas encore subi les retouches de l'imagination, le portrait idéal préconçu est trop différent du portrait réel perçu.

Ce n'est pas seulement en favorisant l'illusion que le mystère et l'inconnu surexcitent l'amour. Ce n'est pas toujours parce que nous la croyons digne d'amour que la femme inconnue nous attire, c'est parfois simplement parce qu'elle est inconnue et que nous voulons la connaître. Chez certains individus, cette soif d'inconnu est telle que toute femme nouvelle lui paraît désirable, pourvu qu'elle ne soit pas dépourvue de toute beauté; leur désir tombe avec ses vêtements.

Dans ce sentiment de curiosité associé à l'amour, nous démêlerons facilement un autre sentiment : le désir de la conquête. C'est par besoin de la conquérir totalement que nous voulons connaître notre maîtresse jusqu'au plus intime de son être physique, intellectuel et moral, que nous nous désespérons de ne pouvoir pénétrer sa pensée, vérifier ses sensations, écarter l'idée épouvantable d'un simulacre. Avec une femme nouvelle, nous retrouvons tout cela augmenté de tout l'inconnu qu'elle apporte.

A côté de la pudeur, de la femme, il y a la coquetterie. Aisément, l'homme a admis l'uniforme égalitaire de l'habit; la femme ne s'y est pas résignée. Belle, elle a voulu s'embellir encore; jamais elle n'a pensé que le vêtement doit être un voile à sa beauté : elle y a vu un cadre, une auréole. Moins belle, elle a espéré égaler les plus irréprochables; laide, elle s'est flattée de corriger entièrement la nature. Nulle n'a consenti à abdiquer la séduction du corps au profit de celle de l'âme.

La femme met toute son âme dans sa toilette;

elle y traduit non-seulement le sens artiste dont elle est douée, mais son esprit, ses tendances et ses goûts, sa valeur intellectuelle et morale. Mieux que sur sa physionomie, mieux que dans son langage, mieux que dans son écriture, sur sa parure nous pourrions déchiffrer son caractère. Il faut même se réjouir de cela et être reconnaissant à la coquetterie féminine, puisque, après avoir réjoui nos yeux elle éclaire notre esprit sur les qualités ou les défauts de celle que recherche notre corps.

Cela serait parfait si le vêtement avait continué à n'être que le fond destiné à faire valoir une œuvre d'art; si, au lieu de fuir simplement la séduction du corps féminin, il n'était devenu en quelque sorte, partie intégrante de celui-ci lorsque même il ne l'éclipse pas entièrement. Combien en connaissons-nous pour qui une femme ne peut être belle, mal habillée, ou pis, somptueusement vêtue, est toujours belle? Ce que le suiveur vicieux poursuit dans la rue, ce n'est pas un beau visage que le plus souvent il n'a même pas vu, ce n'est pas la perfection d'un corps, qui sous les vêtements ne se laisse pas deviner, c'est la toilette élégante aperçue, c'est le luxe des dessous deviné, c'est tout l'ensemble de la parure, trahissant la femme préoccupée d'amour.

Si la pudeur nous plaît tant, c'est parce que nous aspirons à la vaincre, à voir tomber ses barrières, à pénétrer ses derniers refuges. Nous l'aimons pour en triompher, il nous plaît de la constater pour la voir succomber sous nos coups. Il nous agrée de lui faire violence; douce et délicate violence morale pour l'affiné, qui se refuse à prendre, si l'on ne se donne; violence sauvage pour la brute qui se fie en ses muscles plus qu'en son cerveau, pour conquérir. Cette violence s'appelle attentat lorsqu'il n'y a pas même un commencement de consentement.

Que dire maintenant de la pudeur des paroles, ces actes de notre esprit, ces vêtements de nos pensées? Comme les actes, les serments d'amour aiment l'ombre et la solitude. La pensée voluptueuse, l'image sensuelle doivent, pour planer, revêtir une forme décente, Tout peut se dire, pourvu que les mots n'en soient pas grossiers, que les sentiments soient vrais, la pensée délicate.

Certaines femmes, avec la tenue la plus irréprochable, ont le don d'évoquer des voluptés inespérées, de sembler se promettre toute, dans un geste, une attitude, un regard. Ainsi l'homme d'esprit, dans une conversation galante, sans choquer la pudeur la plus farouche, la chatouillant à peine, sait aborder les sujets scabreux, faire surgir les images lestes, irriter l'essaim des pensées voluptueuses. Un tel jeu n'est-il pas charmant lorsqu'il est dépouillé de toute volonté de conquérir, à la faveur du trouble des pensées mauvaises? Quel reproche peut-on lui faire, en vérité, si l'assistance est telle que nulle perversion ne puisse en résulter?

A tous les degrés de l'échelle sociale, la femme se plaît à cet attentat verbal, à ce viol psychique. Si son âme se pique de quelque délicatesse, son esprit de plus de finesse, la pensée voluptueuse, pour lui agréer, doit être subtile, revêtir des voiles transparents à peine.

Ce ne sont pas toujours les pudeurs, en réalité les plus inaccessibles, qui veulent ainsi n'être qu'effleurées par les mots choisis qui chatouillent à peine. La femme d'apparence éthérée qui aime la pensée fine et délicate, réclame souvent plus de vigueur dans les actes.

Le contraire s'observe souvent aussi; une

pudeur très armée contre toute entreprise risquée, se délectant aux plaisanteries un peu lourdes. Cependant on se tromperait en croyant que les femmes riant sincèrement de ces mots risqués sont faciles. Cette débauche verbale n'est qu'une soupape à la vertu de ces femmes honnêtes.

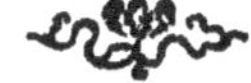

VIII

LA RÉFORME DANS L'AMOUR

Ovide étudie le caractère de la femme et dit :

« Celle que l'on croira, peut-être, ne pas vouloir se rendre le voudra secrètement. L'homme sait mal déguiser et la femme dissimule mieux ses désirs. Si les hommes s'entendaient pour ne plus faire les premières avances, bientôt ils verraient à leurs pieds les femmes vaincues et suppliantes. »

Un amant expérimenté n'ignore pas combien les baisers donnent du poids aux douces paroles. Si la belle refuse, il les prend malgré elle, mais sans brutalité ; elle résistera tout en voulant succomber. Après ce premier baiser pris, si l'amant ne prend pas le reste, il mérite de perdre les faveurs même qui lui ont été accordées déjà. Faire quelques violences plaît aux femmes ; ce qu'elles aiment à donner, elles veulent encore qu'on le leur ravisse.

Une histoire d'autrefois le démontre :

Achille, se faisant le champion des Grecs qui avaient juré de se venger de l'enlèvement d'Hélène, se déguisa en fille, et parvint, à force de ruse, à partager le lit de la princesse de Seyros. La violence que Diademie subit lui dévoila tout à coup le sexe de sa compagne ; elle ne céda, sans doute, qu'à la force ; mais enfin elle ne fut pas fâchée que la force triomphât : « Reste », dit-elle, d'une voix caressante à Achille qui voulait déjà partir.

Oui, si la pudeur ne permet pas de faire des avances, en revanche c'est un plaisir pour elle de céder aux attaques de son amant.

Certes, il a une confiance trop présomptueuse dans sa beauté, le jeune homme qui se flatte qu'une femme fera la première démarche ; c'est à lui à commencer, à lui d'employer les prières et les tendres supplications seront bien accueillies par elle ; elle veut absolument qu'on la prie, si cependant on ne répond pas aux prières, il ne faut pas insister davantage. Bien des femmes désirent ce qui leur échappe et détestent ce qu'on leur offre avec instance. Il ne faut jamais manifester l'espoir d'un prochain triomphe, il vaut mieux commencer par l'amitié.

On a vu plus d'une beauté farouche être dupe de ce manège et son ami devenir son amant.

L'amour est faible à sa naissance, mais il se fortifie par l'habitude ; cependant si on s'aperçoit que la satiété arrive, il est bon de se faire désirer, et quelques absences prolongées feront naître l'inquiétude, tout en usant de prudence afin d'éviter de faire naître la jalousie.

Lorsqu'on aura une maîtresse quelque peu avancée en âge, on ne doit jamais s'informer de cet âge.

Il faut savoir jouir en paix de sa conquête, d'autant plus que la femme qui a passé sa première jeunesse n'est pas stérile en plaisirs ; c'est un champ qu'il faut ensemencer pour qu'il donne un jour sa moisson.

Les femmes sur le retour sont plus savantes dans l'art d'aimer, elles ont l'expérience qui seule perfectionne tous les talents. Elles savent par mille attitudes diverses varier les jouissances ; mille peintures voluptueuses n'offrent plus de variété. Chez elles, le plaisir naît sans provocation irritante, le plaisir le plus doux, celui que partagent à la fois et l'amante et l'amant.

Les embrassements dont l'effet n'est pas ré-ciproque sont odieux. Toute femme qui se livre parce qu'elle doit se livrer et qui, froide au sein du plaisir, songe encore à sa toilette, est haïssable.

Le plaisir, accordé ainsi par devoir, cesse d'être un plaisir; en ce cas il faut dispenser sa maîtresse de tout devoir.

Mais qu'il est doux, au contraire, d'entendre la voix émue exprimer la joie qu'elle éprouve et prier qu'on ralentisse la course pour prolonger son bonheur! qu'il est bon de la voir, ivre de volupté, fixer sur soi ses yeux mourants et languissants d'amour, se refuser longtemps aux caresses. La nature n'accorde pas ces avantages à la première jeunesse, ils sont réservés à cet âge qui la suit. C'est pourquoi, si l'on veut goûter les fruits de l'amour passionné, il faut les chercher dans leur maturité.

Voici enfin le lit, complice des plaisirs, qui reçoit les deux amants; que faut-il faire?

Ne pas trop se hâter d'atteindre le terme du plaisir. Il vaut mieux y arriver par d'habiles retards, y arriver doucement.

Lorsqu'on aura trouvé la place la plus sensible, qu'une sotte pudeur ne vienne pas arrêter la main, et l'on verra les yeux de l'amante briller d'une troublante clarté ; puis viendront les plaintes mêlées d'un tendre murmure, les doux gémissements et ces paroles agaçantes qui stimulent l'amour. Mais surtout que l'amant ne soit pas maladroit pilote, qu'il n'aille pas, déployant trop de voiles, laisser sa maîtresse en arrière, et qu'il ne souffre pas non plus qu'elle le devance ; il faut savoir voguer de concert vers le port. La volupté est au comble lorsque, vaincu par elle, l'amante et l'amant succombent en même temps.

Telle doit être la règle de conduite lorsque rien ne presse et que la crainte ne force point à accélérer les plaisirs furtifs. Mais si les retards ne sont pas sans dangers, il faut dédaigner ces conseils et presser de l'éperon le coursier.

Conseils aux femmes :

Que la femme songe à la vieillesse qui vient toujours trop tôt, et qu'elle ne perde pas un instant à se donner du bon temps quand elle est encore à ses années printanières. L'heure une fois passée est passée sans retour.

Un temps viendra où celle qui, jeune aujourd'hui, repousse son amant, vieille et délaissée regrettera ses appas et le temps perdu.

Sitôt le corps se couvre de rides ! sitôt s'effacent les couleurs sur un gracieux visage !

Pourquoi donc ne pas cueillir la fleur qui, demain si elle reste sur la tige, tombera elle-même honteusement flétrie ?

Que risque donc la femme ?

Si les amants la trompent que perd-elle ?

Tous ses attraits lui restent, et, lui déroberait-on mille faveurs, ils n'en seraient même pas altérés.

Certes, une femme ne doit pas se prostituer ; ce n'est pas cela que nous prétendons, mais bien qu'elle ne peut se dispenser de rendre hommage à la nature et d'user des attributs qui lui sont dévolus !

La beauté n'est pas l'apanage de toutes, aussi les soins de la parure sont là pour y suppléer ; faute de soins, les plus beaux visages perdent leur éclat.

La femme ne doit jamais négliger sa coiffure ; la grâce dépend du plus ou moins d'adresse des mains qui président à ce soin ; il est nécessaire que chacune choisisse celle qui lui convient le mieux. La nature, secourable aux charmes de la femme, lui fournit les moyens pour réparer l'outrage du temps, mais il ne faut pas que l'amant la surprenne entourée de ces boîtes et flacons qui servent à ses apprêts, que l'art embellisse sans se montrer; il vaut mieux laisser croire qu'elle n'a rien employé. Il est une foule de choses que l'homme doit ignorer. S'il est des femmes sans défauts et qui ont le privilège d'une beauté qui ne demande point à l'art sa puissance, il en est qui, sans posséder la laideur, ont besoin de cacher certains défauts; dans ce cas, il est bon pour elles de les dissimuler le plus habilement possible.

L'art est partout : les femmes apprennent à pleurer avec grâce, à pleurer quand elles veulent et comme elles veulent.

Une femme doit se montrer avide de plaisirs; mais elle doit éviter les hommes qui font éloge de leur beauté ; leurs amours vagabondes ne se fixent nulle part. Que peut faire une femme lorsqu'un homme est plus efféminé qu'elle ? Qu'elle ne se laisse pas séduire par trop de promesses et qu'elle profite des plaintes d'autrui. On ne doit pas se hâter en amour; l'attente, si elle n'est pas trop prolongée, aiguillonne l'amour,

La jeune femme ne doit pas se montrer trop facile aux instances d'un jeune amant; mais cependant, sans rejeter complètement ses prières, elle fera espérer et craindre en même temps, de façon qu'à chaque refus ses espérances s'accroissent et ses craintes diminuent.

La femme qui veut conserver la pureté de ses traits doit contenir la violence de son caractère. La colère gonfle le visage, grossit les veines du cou. L'orgueil n'est pas moins nuisible à ses attraits; il faut le doux regard pour captiver l'amour, une hauteur dédaigneuse inspire l'aversion, il faut donc sourire doucement à celui qui sourit, répondre aux signes par des signes d'intelligence.

La femme ne doit pas captiver un jeune amant de la même manière qu'un homme d'âge. Le jeune amant ne doit s'attacher qu'à celle-là seule qui l'a initié à l'amour; aussi doit-elle l'entourer de barrières contre ses rivales. L'autre amoureux, plus âgé, aimera plus lentement et avec mesure, et endurera bien des choses que le jeune ne saurait supporter. Le premier amour est plus actif, mais moins durable; le second plus sûr.

Enfin, il faut que la place se rende à discrétion, que les portes soient ouvertes à l'ennemi. Des faveurs trop facilement accordées sont peu propres à nourrir longtemps l'amour ; il faut mêler à ces douces joies quelques refus qui l'irritent ; que l'amant, devant le seuil de la chambre de l'adorée, s'écrie : « Porte cruelle » et qu'il emploie tour à tour la prière et la menace. Ce qui empêche bien des maris d'aimer leurs femmes, c'est qu'ils peuvent les voir tant qu'il leur plaît.

L'amant enfin seul admis aux plaisirs de la couche de l'amante, il est nécessaire qu'il craigne bientôt un rival, qu'il se croit réduit à partager avec lui les faveurs de la belle. Sans ce stratagème, l'amour vieillit promptement. Mais, cependant, il faut éviter que l'amant n'ait pas, d'une façon trop évidente, sujet à se plaindre. S'il est utile de l'émoustiller davantage, on supposera des craintes imaginaires ; quand il serait plus facile de le faire entrer par la porte, qu'on le fasse passer par la fenêtre et qu'il lise sur le visage de sa maîtresse tous les symptômes de l'effroi. Qu'une fine soubrette accoure tout à coup en s'écriant : « Nous sommes perdus ! » Alors cacher le jeune homme dans quelque coin, sera du meilleur effet. Mais que les plaisirs sans trouble succèdent enfin à ces alarmes, de crainte que les nuits ne lui semblent achetées trop cher à ce prix.

« Que chaque femme apprenne à se connaître et se présente aux amoureux combats dans l'attitude la plus favorable.

« La même posture ne convient pas à toutes.

« Que celle qui brille par les attraits du visage s'étende sur le dos.

« Que celle qui s'enorgueillit de sa croupe élégante en offre aux yeux toutes les richesses.

« Celle dont les jambes sont sculpturales peut les placer sur les épaules du sacrificateur.

« Un amant fera l'office de coursier, si la belle est de petite taille.

« Celle qui est remarquable par sa longue taille doit appuyer ses genoux sur le lit, la tête légèrement inclinée.

« La femme dont les cuisses ont tout le charme de la jeunesse, si sa gorge est sans défaut, doit préférer que son amant, debout, la voit obliquement étendue devant lui.

« Si l'enfantement a sillonné de rides le flanc de la femme, elle doit combattre en tournant le dos. Mille manières peuvent être indiquées selon le cas, mais la moins fatigante, pour la femme, c'est de rester à demi penchée sur le côté droit.

« Femmes, que le plaisir circule jusque dans la moelle de vos os, et que la jouissance soit également partagée entre vous et vos amants : qu'elle s'exhale en tendres paroles, en doux mouvements ; que les propos licencieux aiguillonnent vos doux ébats ; et que celle à qui la nature a refusé la sensation du plaisir, que sa bouche du moins, par un doux mensonge, dise qu'elle l'éprouve.

« Malheureuse est la femme chez laquelle reste insensible et engourdi cet organe qui doit procurer à l'un et à l'autre les mêmes voluptés. Mais aussi, lorsqu'elle feindra, qu'elle n'aille pas se trahir, que ses mouvements et ses yeux aident à tromper, que sa voix entrecoupée, que sa respiration haletante ajoutent à l'illusion [1].

(1) OVIDE. *L'Art d'aimer.*

La Virginité

IX

LA VIRGINITÉ
CHEZ LES DIVERS PEUPLES

L'acte de la génération est lié, chez les hommes, à l'idée d'une fonction brute et purement animale, qui semble dégrader notre espèce et nous rabaisser au rang de la bête. Presque toutes les religions ont même consacré la pureté du corps et exigé le sacrifice des voluptés corporelles. Aussi dans presque tous les pays, les ministres des cultes, les personnes dévouées aux autels font souvent vœu de chasteté.

Cet effet de tempérance et de vertu qui manifeste l'empire de l'âme sur les sens se fait généralement admirer des hommes. Il est certain que la chasteté conservant la vigueur des fonctions vitales, et rapportant dans tous les organes cette surabondance de vie qui se rencontre dans les parties génitales doit augmenter l'énergie de toutes nos fonctions. C'est aussi ce qu'on observe parmi les hommes, car l'abus des voluptés et la profusion de liqueur séminale produisent bientôt chez eux des effets très analogues à ceux de la castration, comme l'affaiblissement, l'abattement de l'esprit, l'impuissance, la pusillanimité, cette timidité de l'imagination qui grossit les moindres dangers et succombe aux craintes les plus frivoles.

Soit que l'estime due à la virginité résulte de l'observation de ses effets sur le corps humain, soit qu'elle émane des opinions religieuses, même dans les pays où celles-ci encouragent la multiplication de l'espèce, on la trouve par toute la terre. Chez les peuples sauvages, tels que les nègres, les naturels américains, les insulaires des mers du Sud, etc., qui n'ont d'autre système religieux que le fétichisme ou la loi naturelle, la chasteté n'est pas aussi recommandée ; mais surtout l'innocence des mœurs la maintient, au défaut des lois qui la prescrivent. A mesure que l'ardeur des climats augmente la dépravation des mœurs, les institutions religieuses et civiles se liguent davantage pour maintenir le frein des passions. Les Hébreux, les Egyptiens, les Persans, les Turcs, les Chinois, les Arabes, les Maures, demandent, comme condition essentielle de l'union conjugale, une marque de défloration, comme quelques gouttes de sang.

On a dit que les anciens Romains avaient un tel respect pour les vierges qu'on ne les faisait pas mourir sans leur ôter auparavant leur virginité. On en donne un exemple dans la fille de Sejeon que le bourreau viola avant de l'étrangler. Et, à cette occasion, Voltaire assure que si une fille de vingt ans, vierge ou non, avait commis un crime capital, elle aurait été punie comme une vieille mariée.

« Le bourreau, dit-il, qui commit les deux crimes abominables de déflorer une fille de huit ans et de l'étrangler ensuite, méritait bien de vivre sous le règne de Tibère et d'être son favori. Ce fait a été mis en doute, mais il ne semble pas qu'il y ait rien d'étonnant, si l'on considère que, sous les premiers Romains, le respect pour les jeunes filles était porté si loin qu'elles ne sortaient jamais sans être voilées; que tous les magistrats eux-mêmes leur cédaient le haut bord dans les rues où ils les rencontraient, que les pères et les mères évitaient soigneusement de s'embrasser devant elles, et qu'elles n'avaient pas même la permission d'être à table avec des étrangers dans la crainte que leurs oreilles ne fussent blessées par quelques mots contraires à la pudeur. »

La superstition a porté certains peuples à céder les prémices des vierges aux prêtres de leurs idoles ou à en faire le sacrifice à l'idole même. Dans certaines contrées de l'Asie, lorsque le roi se mariait, il donnait de l'argent à un prêtre pour passer la première nuit avec sa femme.

Sur la côte de Malabar, le nouvel époux amène au Brahmane celle qui lui est promise et le prie de la garder chez lui ; souvent il le paie en la retirant, persuadé qu'un mariage commencé par un prêtre ne peut manquer d'être heureux.

La défloration des filles a souvent été pour les grands de la terre un objet d'ambition. Quelquefois ils ont usurpé ce droit sur les maris et l'ont établi comme faisant partie de leur apanage. D'autres fois, elles ont été affectées en tribut, par des hommes avilis, à des grands, à des maîtres à des protecteurs. Les habitants du Centre Africain prostituent leurs filles sans qu'elles en soient déshonorées. Chez les Écossais, et en

France, c'était un droit du seigneur de déflorer la jeune mariée. Dans certaines contrées de l'Europe, on permettait le rachat.

Chez certains peuples, la paresse voluptueuse paie quelquefois la robuste indigence pour lui épargner un soin pénible et lui préparer une route de plaisirs faciles.

En Océanie, un homme se croyait déshonoré s'il épousait une fille qui n'eût pas été déflorée par un autre, et ce n'est qu'à prix d'argent qu'on peut engager quelqu'un à prévenir l'époux.

Au Thibet, les mères cherchent les étrangers et les prient instamment de mettre leurs filles en état de trouver des maris.

Chez les Ouled-Naïls d'Algérie, les filles les plus libertines et les plus débauchées sont celles qui se marient le plus sûrement.

Chez les sauvages du Brésil, les filles se livrent sans honte à leurs amants, qui sont comblés de caresses par leurs parents ; mais une fois mariées, elles restent fidèles ; l'adultère serait puni de mort par le mari.

Enfin, il existait autrefois de singulières coutumes en Amérique ; chez les Iroquois, les Hurons, la première année du mariage se passait sans le consommer. La proposition contraire avant ce temps-là était une insulte faite à la femme, car elle aurait pu croire qu'on aurait recherché son alliance, moins par estime pour elle que par brutalité.

En Nubie, les filles se marient à l'âge de huit à neuf ans, mais le mari ne couche pas encore avec elles. Pour voir si sa femme est vierge, le Nubien la fait asseoir sur une chaise ; une femme tient le bras droit, une autre tient le bras gauche, deux femmes maintiennent les cuisses écartées. Le fiancé introduit à deux ou trois reprises le doigt indicateur dans la vulve. Il garde ensuite la fille un ou deux ans chez lui, jusqu'à ce qu'elle ait dix ans environ. Alors, il la dilate de la manière suivante : il introduit un doigt, puis deux, et répète cette manœuvre pendant quelques jours.

Chez les Arabes, le mariage a lieu le plus souvent avant l'époque des règles. Si la mariée a de neuf à dix ans, elle est déflorée par une matrone ; si elle a treize ans, l'opération sera faite par le mari.

Voici comment procède la matrone : les deux mères étant présentes, elles introduit dans le vagin le doigt indicateur de la main droite, recouvert d'une mousseline. La jeune fille crie beaucoup. Le doigt est ensuite retiré, et le mouchoir, taché de sang, est déployé et montré aux parents réunis dans une pièce voisine. Quand le mari déflore lui-même sa femme, il la déflore avec le doigt. Bien entendu, on prend des précautions, pour que la fille paraisse toujours vierge.

Les chrétiens d'Egypte déflorent leurs femmes eux-mêmes par le moyen naturel, du moins quand les filles sont grandes. L'opération se fait devant les deux mères et devant la femme qui a l'habitude de nettoyer les cheveux de la fille aux bains; les autres parents sont dans la pièce à côté.

Quelquefois le jeune homme prétend que la fille qu'il à épousée est femme, et il refuse de se livrer au coït. Les mères essayent de lui persuader qu'il se trompe, mais il s'entête. Alors la femme qui a peigné les cheveux interveint, et si elle sait que la jeune fille n'est plus vierge, elle use du stratagème suivant : elle prend un mouchoir, en enveloppe son index ; mais comme elle a les ongles très longs et très pointus, elle traverse le mouchoir ; arrivée au vagin, elle a soin d'écorcher fortement, afin de donner lieu à une hémorragie. Le mouchoir est retiré tout sanglant et montré au jeune homme. On lui dit alors qu'il ne s'y connaît pas ; s'il persiste dans son refus, les femmes l'injurient, et on fait voir le mouchoir à tous les assistants, et d'ordinaire, le jeune homme demeure convaincu qu'il a épousé une vierge.

A Constantinople, le Turc déflore sa femme avec le pénis, mais comme il serait impur de mélanger la semence avec le sang qui provient de l'hymen, deux matrones se tiennent aux côtés du mari pendant l'opération, et dès qu'elles comprennent qu'il va finir, elles le forcent à se retirer et à éjaculer dehors.

Dans certaines contrées de l'Inde, les vierges sont regardées comme impures et sont obligées journellement de faire pénitence, jusqu'à ce qu'une âme charitable les purifie.

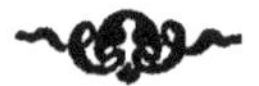

X

QU'EST-CE QUE L'HYMEN ?

A cette brillante époque de la vie, dans cette saison consacrée à l'amour, la femme que des jouissances illicites et prématurées n'ont point encore initiées à son culte, présente cette inexpérience physique et morale et cet état qu'on appelle la virginité. Cet attribut, dont l'homme voluptueux et délicat ne rencontre pas indifféremment les apparences dans sa compagne, peut-il se constater par des signes sensibles et certains? Qu'est-ce qui constitue matériellement la virginité ? C'est l'hymen, qui est constitué par une membrane mince et de formes variées, qui borde l'orifice externe du vagin avant la défloration et qui se rompt avec effusion de sang au moment du coït. Son existence a été regardée, par presque tous les peuples, comme la preuve de la virginité. Sous ce rapport il a reçu bien des dénominations. *Virginitatis claustrum. Flos virgineus*, etc., les sages-femmes l'ont appelé, la *dame du milieu !*

L'hymen se présente ordinairement chez les vierges, en écartant les grandes lèvres et les nymphes, comme une pellicule attachée à l'orifice du vagin, dont il rétrécit le diamètre, sans cependant s'opposer à l'écoulement des règles. Ordinairement cette pellicule est demi-lunaire.

Un grand nombre d'anatomistes ont nié l'existence de l'hymen, parce qu'ils ne l'ont pas trouvé dans les fœtus, dans les enfants nouvellement nés, ni chez des filles qui n'avaient pas exercé le coït. La cause de leur erreur tient au peu de développement des parties sexuelles dans les deux premiers cas et de la destruction de l'hymen soit par des attouchements, soit par accidents, dans le troisième cas. Il peut se faire aussi que quelques filles naissent sans cette membrane. Au reste l'hymen est actuellement reconnu de tous comme un être réel, et même Cuvier l'a trouvé chez la plupart des mammifères.

L'hymen est d'une texture molle, souple, il est plus ou moins épais et parsemé de vaisseaux sanguins. La consistance de l'hymen est quelquefois assez forte pour s'opposer à l'intromission du pénis ou pour résister à ses efforts.

L'hymen placé à l'orifice du vagin en diminue le diamètre, comme il a été dit. Dans le premier âge ce diamètre égale à peine celui d'un pois, il acquiert insensiblement celui d'un œuf de pigeon.

Les caroncules myrtiformes se trouvent à l'orifice du vagin, surtout en bas, au nombre de trois, ordinairement quatre, rarement cinq, sous forme de tubercules rougeâtres, épais, obtus à leur extrémité, auxquels on a donné la qualification de myrtiformes, à cause de leur ressemblance avec la feuille de myrte. Ces caroncules occupent la place de l'hymen après la défloration. Ce sont les débris de l'hymen.

Les signes de la virginité sont les suivants : chez les vierges, les grandes lèvres sont fermées et tendues, leurs surfaces externes recouvertes de poils, assez lisses, leurs bords flottants, arrondis et rapprochés comme les feuillets d'un livre, leurs surfaces internes, rouges, vermeilles et recouvrant entièrement les nymphes.

Ces caractères ne se rencontrent pas toujours; l'âge, les maladies, les attouchements, fréquents et indiscrets, peuvent faner ces parties, les relâcher, les décolorer, sans qu'il y ait eu défloration.

Les filles au contraire, chez qui la jeunesse et la santé brillent de tout leur éclat, peuvent parfois se permettre quelques privautés, sans que les grandes lèvres subissent aucune altération.

Les petites lèvres, sont chez les vierges, fermes, élastiques et sensibles. Destinées à favoriser le développement de la vulve dans l'accouplement et à l'accouchement, elles ne sont pas susceptibles d'une entière réduction, lorsqu'elles ont servi aux fonctions qui leur sont propres; en sorte, qu'elles éprouvent par l'abus du plaisir, par l'âge et les maladies, bien des changements. Elles deviennent molles, flasques, pendantes et s'effacent même quelquefois, mais rarement,

L'hymen, cette fleur que cueille l'époux dans ses premiers embrassements, est regardé, à juste titre, comme le signe le plus réel de la virginité. Mais cette membrane résiste quelquefois à de vives attaques et même ne s'efface pas toujours à la fécondation. Ce phénomène tient à un défaut de proportions qui existe entre les deux époux, ou à la densité extrême de cette membrane.

Ambroise Paré parle de la fille d'un geôlier qui avait l'hymen si compact et si solide qu'il paraissait osseux. Fabrice d'Aquapendente, rapporte l'histoire d'une servante que tous les écoliers d'une pension ne purent déflorer. On sait que dans l'imperforation du vagin, l'hymen présente tant de résistance, qu'on est dans la nécessité de l'inciser à l'époque de la menstruation.

Desterac rapporte 47 observations de grossesse avec persistance de l'hymen. Dans un premier cas, dit-il, des rapports ont eu lieu de la façon la plus complète et avec violence, mais par suite de son élasticité, l'hymen est resté intact. De plus, la femme devint enceinte.

Charère d'Angers a signalé un cas de persistance de l'hymen jusqu'à l'accouchement, pendant deux ans de mariage.

Le professeur Taylor dit aussi que la présence de l'hymen intact donne des présomptions, mais non une preuve absolue de virginité. Le coït peut avoir eu lieu malgré l'intégrité de l'hymen, en dépit de la présence de cet organe, une femme peut être coupable de manque de chasteté, un viol peut même être tenté et accompli au point de vue légal sur une femme adulte, sans que la membrane soit nécessairement déchirée.

Chez les vierges, le clitoris est petit et bien recouvert de son capuchon, celui-ci est ferme et élastique; chez les femmes, le clitoris est plus saillant, plus mou, son capuchon ne le couvre qu'imparfaitement.

Chez les filles qui observent la continence, toute la peau est tendue, élastique et remarquable par sa fraîcheur, les mamelons droits et vermeils. Le contraire s'observe communément chez celle qui a interrogé le plaisir, et cette dernière circonstance ne reste plus douteuse quand les gerçures et la vergeture annoncent la maternité.

Les Romains croyaient que le cou grossissait lors de la défloration; ils avaient soin, en conséquence, de mesurer cette partie avant l'accomplissement du mariage, et si la mesure se trouvait plus courte le lendemain, la joie était grande et la virginité prouvée.

Séverin Pineau, donne comme un signe

certain de virginité, qu'un fil qui s'étendrait depuis la pointe du nez jusqu'à la réunion des sutures sagittales puisse entourer le cou.

Morisseau assure avoir fait plusieurs fois cette expérience qui ne l'a jamais trompé.

Melchida Sebizius qui, au xve siècle professait la médecine à Strasbourg, a laissé un écrit dans lequel il analyse tous les prétendus signes de la virginité donnés par les auteurs qui l'avaient précédé. Par exemple, ils avaient cru que la voix grossissait après la défloration, mais tant de circonstances peuvent déterminer les changements dans la voix, que ce signe, dit-il, est tout à fait équivoque. On dira la même chose, à plus juste titre encore, de diverses épreuves mises en usage chez les anciens pour s'assurer de la virginité; telles que l'insensibilité par le feu, les eaux amères, la fumée de quelques plantes, etc.

Le sang qui s'écoule ordinairement de la copulation provient de la déchirure de l'hymen et vraisemblablement aussi de la dilatation forcée du vagin. Ce phénomène était regardé, autrefois, comme un signe infaillible de la virginité. On est bien loin, actuellement, d'accorder à ce signe le même degré de confiance. L'hymen et l'orifice vaginal peuvent bien, dans des circonstances données, rester intacts et souffrir le contact viril sans effusion de sang. L'on voit, d'ailleurs, des hommes tellement favorisés de la nature, qu'ils forcent l'effusion du sang, même chez les personnes déflorées.

Buffon prétend qu'il n'y a pas effusion de sang chez les impubères, pourvu qu'il n'y ait pas une disproportion trop grande et des efforts trop brusques; et qu'au contraire, lorsque les filles sont en pleine puberté, il y a facilement effusion de sang surtout quand il y a de l'embonpoint et que les règles sont abondantes. Il ajoute que celles qui sont maigres et qui ont des fleurs blanches n'ont pas cette apparence de virginité. Ce qui prouve, en effet, dit-il encore, que l'effusion du sang n'est qu'une apparence trompeuse, c'est qu'elle se répète même plusieurs fois après des intervalles considérables. Il est arrivé souvent que des filles, qui avaient eu plus d'une faiblesses, n'ont pas laissé à donner à leurs maris cette preuve de leur virginité, sans autre artifice que celui d'avoir renoncé pendant quelque temps à leur commerce illégitime.

La conformation des parties sexuelles et

l'expérience ne permettent aucun doute sur la résistance que présente souvent le premier rapport. Mais, pourtant, cette épreuve est assez illusoire et rien n'est plus facile que de simuler cette résistance ; d'ailleurs, elle peut varier à l'infini, à raison de l'âge, du tempérament plus ou moins humide, de l'époque des règles, de certaines maladies, telles que la chlorose, la leucorrhée, de la conformation plus ou moins resserrée des organes sexuels, des dimensions du pénis et peut-être aussi des dispositions particulières de la fille.

La douleur est l'effet des distensions qu'éprouve le sein virginal dès le premier congrès, lorsqu'il y a de la résistance à vaincre, mais ce signe est très équivoque puisque cette résistance peut bien ne pas exister, comme nous venons de le dire, sans que la jeune personne ait manqué à ses devoirs, et que, dans ce genre d'épreuve, la douleur pouvait être simulée. La fille la moins sage aura l'avantage sur celle qui s'est respectée et qui ne se croit pas obligée de recourir à la ruse pour couvrir une faute qu'elle n'a pas commise.

Une fille ingénue a été comparée, par les poètes, à la fleur du matin ; elle brille du plus vif éclat, un voile de pudeur couvre ses traits et sa personne, son maintien est modeste, ses regards pleins de candeur, un aimable coloris orne son visage, une ingénuité touchante règne dans ses discours, sa démarche est vive et enjouée. Celle, au contraire, qui s'est abandonnée aux élans d'un tempérament érotique, perd la majeure partie de ses qualités ; elle devient inquiète, dissimulée, triste ; elle cherche la solitude. Et celle qui se livre sans peine à la plus honteuse débauche, prend l'air effronté ; l'impudeur règne dans ses discours, ses yeux perdent leur éclat ; en un mot, tout porte, en elle, l'empreinte de sa dégradation et de ses dérèglements.

Assurément, cette légère esquisse des principaux caractères que gravent sur une jeune fille ses dispositions morales, peut lui donner quelques nouveaux degrés de certitude aux autres signes recueillis et forme, avec eux, un ensemble assez fort, le jugement dans la plupart des cas.

XI

L'INFIBULATION

L'infibulation est une opération qui consiste à rapprocher les partie latérales de la vulve par une couture, mais, le plus souvent, par un anneau, de manière à ne laisser que l'espace nécessaire pour l'écoulement des règles.

La réunion des organes sexuels ou des lèvres de la vulve, par une couture faîte dès l'enfance, avec un fil ciré, constitue l'infibulation la plus communément usitée dans l'Inde, la Perse et autres contrées d'Orient ; elle est généralement usitée au Soudan.

Il faut remarquer qu'on ne se borne pas, comme chez les nègres, à faire l'ablation de la partie proéminente des nymphes ou du clitoris, ce qui ne constitue qu'une sorte de circoncision : on enlève, sur le rebord interne des grandes lèvres et en contournant la vulve, une languette de chair d'un ou deux centimètres de large. Le sang étanché, l'opérée est couchée sur le dos, les jambes étendues et serrées l'une contre l'autre ; les parties incisées se trouvent ainsi rapprochées, se soudent et se cicatrisent, obstruant l'entrée de la vulve ; seulement, au lieu d'abandonner l'opérée aux soins de la nature, on introduit, entre les parties inférieures de l'incision, un petit tube ayant moins d'un centimètre de diamètre, pour ménager une voie aux fonctions naturelles. Ces dispositions prises, la fille est solidement liée, de manière à empêcher tout mouvement qui pourrait contrarier la réussite de l'opération ; ligature et cylindre doivent rester en place jusqu'à ce que la cautérisation soit complète et que les deux parties, qui ont été incisées en face l'une de l'autre, soient solidement réunies.

Cet état de choses se maintient jusqu'à l'époque du mariage de la jeune fille ; à ce moment, il faut encore avoir recours à la matrone pour détruire l'obstacle ou plutôt, seulement, la partie qui s'opposerait à la consommation du mariage et, comme cette nouvelle incision tendrait à se refermer, il faut encore y introduire un tube végétal d'une grosseur appropriée aux nouvelles fonctions de l'organe. Ce deuxième tube reste en place un peu plus d'un mois, délai nécessaire pour que la cicatrisation soit complète.

Malgré les douleurs qui accompagnent ces pratiques barbares, malgré les dangers auxquels elles exposent, elles sont demeurées en pleine vigueur, non seulement le sexe le plus fort y tient, mais les jeunes personnes, elles-mêmes, semblent y tenir davantage ; elles prétendent que, sans cela, elles ne trouveraient pas de maris.

Les jeunes veuves, qui conservent l'espoir de contracter un nouveau mariage, se soumettent souvent aux tortures de cette double lacération. Il arrive, aussi, que des maris, qui doivent s'absenter pour longtemps, obligent leurs femmes à s'y soumettre jusqu'à l'époque de leur retour. Mais ceci n'empêche point, du reste, en ce pays, comme ailleurs, un mari jaloux d'être trompé ; la femme doit se faire découdre et recoudre en temps opportun.

C'est ainsi que, lorsque l'on croit avoir tout prévu, l'infibulation, qui paraissait la meilleure garantie de la virginité, produit fréquemment un résultat absolument opposé. Bien des femmes, vendues comme esclaves, se refont une virginité en subissant ce mode de rétrécissement artificiel, qui permet au marchand d'esclaves de tromper l'acheteur sur la valeur réelle de la marchandise.

On raconte que la belle nation des Circassiens conserve pieusement la virginité des filles au moyen d'un corset cousu immédiatement à nu sur la peau ; le mari, seul, a le droit de découdre le corset, la première nuit des noces, avec un poignard tranchant, et la fierté des paysans et des nobles ne s'accommoderait pas de trouver des reprises aux corsets de leurs belles fiancées.

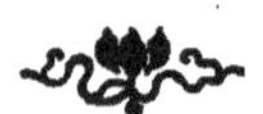

XII

LE VIOL ET L'ATTENTAT

Dans les attentats à la pudeur, le médecin légiste apprécie et ne se base pas sur l'absence et la déchirure de l'hymen.

— Une fillette de quatorze ans et demi est visitée, elle ne porte pas sur le corps, sur les seins, les bras, les cuisses, de traces de violence. Les organes sexuels sont régulièrement conformés, il y a une assez vive inflammation de la vulve avec léger écoulement puriforme. La fourchette n'est pas déchirée, mais elle présente deux érosions superficielles récentes. La membrane hymen, rouge, tuméfiée, forme une sorte d'anneau autour de l'orifice vaginal; sa partie supérieure est boursouflée, un peu saignante, et, en écartant ses bords on remarque une déchirure complète de l'extrémité inférieure de son bord gauche, cette déchirure a entamé tout le repli hyménéal et est de date récente ; les deux lèvres de la plaie, légèrement écartées l'une de l'autre, sont rouges, saignantes et sensibles au toucher.

Par suite de cette division de l'hymen, l'orifice du vagin est assez élargi et assez dilatable pour permettre l'introduction facile du doigt indicateur.

Le médecin conclut à la défloration complète et récente.

Un autre cas de tentative de viol avec traces de violence est rapporté par Legludic.

— La nommée X... est âgée de vingt-trois ans, elle présente à la face antérieure de l'avant-bras gauche, une forte égratignure.

A la partie inférieure de la poitrine, du côté gauche, on voit une ecchymose mesurant trois centimètres de largeur, de teinte bleue.

Les seins sont fermes, arrondis, le mamelon est entouré d'une auréole rosée, pas de trace de violence à leur surface.

Les parties génitales externes bien conformées, présentent l'état suivant : Les grandes lèvres, assez fermes, peu épaisses, s'appliquant l'une à l'autre de manière à cacher en partie la vulve et les petites lèvres ; le clitoris et les nymphes n'offrent pas de dimensions exagérées, la fourchette forme une bride assez mince, assez saillante ; elle est rouge, mais pas déchirée. Les petites lèvres sont rosées, mais elles présentent l'une et l'autre, à la partie inférieure une rougeur plus foncée.

En écartant les petites lèvres, on remarque l'intégrité absolue de l'hymen ; cette membrane est rosée, sans trace de contusion, ni déchirures anciennes ou récentes.

L'hymen se présente sous les formes d'un diaphragme irrégulièrement circulaire, interrompu à sa partie supérieure par une ouverture assez étroite ; il est petit, un peu replié sur lui-même, épais, résistant, son bord libre n'offre pas la moindre déchirure.

L'intégrité de l'hymen montre que la nommée X... n'a pas été déflorée.

En arrière de la vulve, entre celle-ci et l'anus, on a constaté une rubéfaction notable qui peut parfaitement être le résultat de pressions, de frottements exercés récemment sur cette région.

Enfin, l'anus présente, en arrière, trois éraillures linéaires, encore saignantes, à surface rouge. Le pourtour de l'anus est légèrement tuméfié et très sensible au toucher.

Ces éraillures superficielles paraissent devoir être attribuées à l'action directe et forcée, dans la direction du canal anal, d'un corps plus ou moins dur.

La conclusion est que cette jeune fille n'est pas déflorée et qu'on s'est livré sur elle à des tentatives d'introduction d'un corps plus ou moins dur dans l'anus.

Le même auteur donne une observation d'attentat à la pudeur avec consommation de l'acte sexuel sans rupture.

La nommée P..., âgée de quinze ans et demi, est de taille ordinaire, excellente constitution, pubère, réglée à quatorze ans,

Pubis couvert de poils assez abondants, pas de développement exagéré des grandes lèvres, petites lèvres allongées, clitoris assez volumineux.

Fourchette intacte, légèrement déprimée.

Muqueuse vulvaire rosée et saine.

L'hymen présente une ouverture verticale sinueuse, il est fortement dilatable, tellement lâche et extensible qu'il peut parfaitement permettre, et sans rupture aucune, la pénétration dans le vagin d'un corps dur et volumineux, comme le membre viril.

Aux parties sexuelles, pas la moindre trace de violence. La nommée P... n'est pas déflorée dans le sens médical du mot, mais le relâchement de l'hymen est tel qu'elle a pu avoir des rapports sexuels sans déchirure.

Dans la défloration récente, l'hymen est déchiré suivant une ou plusieurs lignes régulières ou, plus souvent, en fragments irréguliers. Les lambeaux restent sanglants deux ou trois jours, suppurent un peu et se cicatrisent. Après sept à huit jours, cette cicatrisation s'est produite et les traces d'une déchirure récente n'existent plus.

L'onanisme peut être une cause de la disparition de l'hymen. « Il paraît, dit Lacassagne, que des nourrices pour calmer ou endormir les enfants confiés à leur soins, les masturbent et favorisent ainsi la déchirure. »

La cause la plus ordinaire de la défloration est le coït; quand la défloration est ancienne, et surtout chez des femmes qui ont eu des enfants, un seul caractère est affirmatif, c'est la présence du sperme.

L'observation suivante est de Tardieu, c'est

un attentat par un père sur sa fille, qui est restée vierge et enceinte.

« D... est un homme de conformation normale. Les actes qui lui sont reprochés auraient consisté, au dire de sa fille, en approches répétées, suivies de frottements contre ses propres parties et d'éjaculation. Ces rapprochements auraient eu lieu pendant plusieurs années de suite et en assez grand nombre de fois. Or, bien que la jeune fille n'eût pas eu de sensation d'une introduction complète, il est extrêmement vraisemblable que le membre viril a, peu à peu, refoulé les parties et pénétré d'une façon presque insensible au moins à l'entrée de la vulve.

« L'état des organes de la jeune fille n'ayant pas été constaté, on n'a pu vérifier quelles dispositions affectait chez elle la membrane hymen dont l'existence a été reconnue lors de l'accouchement. »

Or, ce seul fait suffit parfaitement pour expliquer la grossesse, la fécondation pouvant s'opérer dans les rapports sexuels incomplets, alors même que la défloration n'aurait pas eu lieu, lorsque des rapports ont été fréquents, répétés et qu'ils se sont accomplis dans des conditions qu'il est permis de considérer comme faciles.

Bien que la conformation de D... n'eût rien d'anormal et que l'état d'étroitesse constaté chez sa fille indique qu'elle n'a pas dû subir d'actes sexuels complets les faits qu'elle impute à son père peuvent être l'unique cause de sa grossesse.

La défloration bien constatée n'autorise pas à conclure au viol; car elle peut être le produit de la brutalité d'un homme qui a voulu jouir de la fille, malgré elle.

La défloration peut être le produit d'un corps étranger introduit avec violence, qui peut donner lieu aux premiers désordres. En effet, on connaît plusieurs exemples de femmes qui se sont introduit dans le vagin des corps inertes pour l'ensanglanter et qui ont ensuite crié au viol, dans l'intention de se venger d'un amant timide, ou de se défaire de celui qu'on voulait leur donner comme mari contre leur gré.

Dans les affaires de viol, il arrive souvent que les filles ou femmes accusent faussement un homme honorable, soit pour un mobile vulgaire, le désir de vengeance, par -exemple, ou encore le désir, chez une jeune fille enceinte à la suite de rapports consentis, de sauver sa réputation en mettant la grossesse sur le compte du coït violent.

Le Dr Lardieu cite un cas intéressant :

« Une jeune fille de vingt ans, lingère, enceinte de huits mois, fut recueillie par une dame charitable, laquelle avait exercé autrefois le métier de sage-femme. La jeune fille paraissait digne d'intérêt, elle était affaiblie par la grossesse et prétendait avoir été victime d'un odieux attentat. Une circonstance tout à fait extraordinaire augmentait encore la pitié qu'elle inspirait.

Quoique enceinte, elle était vierge ! La pauvre petite était devenue enceinte par surprise, sans s'être livrée complètement à un homme. L'acte vénérien, de son côté du moins, n'avait pas été accompli. Ce fait, en lui-même, n'offre rien de mystérieux. La membrane hymen, trop étroite pour être pénétrée par l'organe viril, offre cependant une ouverture suffisante pour l'introduction de la semence, et quand ce liquide est projeté avec force à l'entrée des parties sexuelles, la fécondation peut avoir lieu. Tel était ici le cas. »

Voici le récit de la jeune fille :

« Je fus, disait-elle, envoyée par ma mère malade chez le médecin qui d'habitude la soignait. J'étais moi-même atteinte de chlorose et plusieurs fois ce médecin m'avait auscultée et palpée; je suivais, d'après ses conseils un traitement fortifiant. Cette fois, à peine me vit-il entrer dans son cabinet, qu'il en ferme la porte au verrou; il me prit dans ses bras, me jeta sur un divan et je demeurai toute étourdie. Je ne sais ce qui se passa, car j'étais troublée et presque évanouie, d'ailleurs son action fut rapide.

« Je fus quelque temps à me remettre et sans m'être rendu un compte exact de la scène, je demeurai inquiète. Je revis le médecin plusieurs fois ensuite, mais il ne fut plus question de rien. Au bout de trois ou quatre mois, comme mes règles ne revenaient pas et comme j'étais souffrante, il détermina ma mère à m'envoyer à la campagne et à m'y laisser le plus longtemps possible. »

Tel fut le récit de cette fille, qui était invraisemblable en tous points. Une lingère de Paris âgée de vingt ans, peut être modeste et sage, mais pas à ce point naïve!

Cette fille fut envoyée à la campagne. Vers le sixième mois de sa grossesse, son ventre était très proéminent; les femmes qui l'entouraient furent convaincues, malgré ses dénégations, qu'elle était enceinte. Une sage-femme fut mandée; mais à peine eût-elle apposé son doigt aux parties sexuelles, qu'elle déclara que la membrane hymen était intacte et que la jeune fille était vierge et ne pouvait être enceinte.

Cette aventure fit quelque bruit. On ne poussa pas plus loin l'examen. Forte de cette constatation qui donnait satisfaction à son amour-propre et proclamait son innocence, la jeune fille persista à nier tout rapport avec un homme.

Cependant, revenue à Paris et recueillie par une sage-femme qui ne se payait pas de mots, elle fut obligée de se soumettre à un examen plus sérieux. La membrane hymen était intacte mais la matrice contenait un fœtus vivant et à terme. Le médecin, chargé par la justice de procéder à l'examen, n'obtint de la fille aucun aveu. Elle accoucha d'un enfant qui mourut peu de temps après.

Les faits ne parurent pas au juge d'instruction de nature à motiver une plus longue enquête; il rendit une ordonnance de non-lieu.

La jeune fille avait subi volontairement des caresses lascives qui n'avaient pas été poussées assez loin pour qu'elle fût alarmée au point de vue des conséquences qui en pouvaient résulter; et forte de ces précautions, sûre d'être vierge, elle ne crut pas tout d'abord à sa grossesse et, désabusée ensuite, elle imagina une fable pour se disculper.

Plusieurs médecins légistes assurent qu'il peut être impossible à moins qu'il y ait une grande disproportion d'âge, qu'un seul homme puisse faire violence à une fille.

Souvent, les personnes accusées de viol ne sont coupables que d'un refus de n'avoir pas voulu faire une douce violence à celle qui les accuse. L'histoire des femmes en offrirait plusieurs exemples; quelques-unes d'entre elles, en apprenant que l'individu que leur fausse déclaration avait fait présumer coupable était condamné, ont avoué leur scélératesse.

Le consentement se compose de l'aptitude à le donner et de l'expression réelle, tacite et formelle de ce consentement. La question de l'âge où l'individu est apte à consentir est réglée par le code; elle a été portée de onze à treize ans; à cet âge et au-dessus, il faut que la volonté ait été forcée ou absente pour que l'attentat ait été constaté.

Dans certaines circonstances, le viol peut être commis sans violence. Le sommeil naturel a été allégué comme pouvant amener, faciliter au moins, la surprise du viol; on peut certainement plus aisément venir à bout d'une personne surprise pendant son sommeil et dans une position favorable que d'une personne éveillée.

Taylor rapporte l'observation d'une femme surprise pendant son sommeil après une grande fatigue, couchée toute habillée, qui croit son mari près d'elle et qui ne s'aperçoit de sa méprise que quand l'acte est accompli; une condamnation eut lieu.

Il résulte d'un arrêt de la Cour de cassation, du 25 juillet 1857, que celui qui s'introduit par surprise, la nuit, dans le lit d'une femme mariée, à la place du mari et parvient à en abuser, se rend coupable de viol.

On a aussi considéré le sommeil produit par des manœuvres hypnotiques, magnétiques, comme pouvant anéantir la volonté et favoriser les attentats aux mœurs.

Le Dr Brouardel rapporte le cas d'un dentiste qui avait eu des rapports avec une jeune fille endormie, en présence de la mère, qui ne se doutait de rien; la fille devint enceinte; l'accusé avoua et fut condamné. Cette jeune fille était hystérique.

L'éther, le chloroforme, le protoxyde d'azote

peuvent être employés directement pour anéantir la volonté et donner toute facilité aux outrages. Il est cependant assez difficile de chloroformer une personne malgré elle. Mais surprendre une femme, un enfant surtout, pendant son sommeil et les faire passer, sans qu'ils en aient cons- cience, du sommeil, à l'anesthésie, n'est pas un fait impossible.

Mais le cas le plus avéré, dont on possède quelques tristes exemples, est celui où le chlo- roforme étant employé dans un but médical le dentiste, le médecin, profite de l'anesthésie pour commettre l'attentat sur une femme ou une jeune fille. Il peut arriver qu'une femme, en s'éveillant, ait le souvenir d'une sensation voluptueuse survenue au moment où elle entrait dans le sommeil, et qu'elle se croie alors victime d'un attentat. Ce fait est arrivé dans un hôpital : Une femme, chloroformée en présence d'élèves, se réveille et déclare avec indignation qu'elle a été victime d'un attentat; si le fait s'était passé sans témoins, l'accent de conviction de cette prétendue victime aurait été dangereux pour l'opérateur.

XIII

LE DROIT DE DÉFLORATION AUTREFOIS

C'est au moyen âge que s'établit en France le droit de défloration ou droit du seigneur. Cet usage remonte à l'époque où il y avait des esclaves. Un homme qui usurpe le pouvoir sans borne sur la vie ou les biens de tous ses sujets, peut aussi bien coucher avec leurs filles.

Les écrivains des siècles passés qui ont traité des matières féodales, se sont occupés rarement des droits de cuissage, parce que la plupart de ces gens-là approuvant la féodalité dans tous ses points, ne pouvaient guère admirer chez un peuple chrétien, ce privilège du seigneur sur toutes les filles de leurs domaines.

Au commencement du XVIIe siècle, le droit du seigneur, n'était pas encore aboli dans toute la France, plusieurs seigneurs le portaient dans le dénombrement de leurs titres sous le nom de droit de cuissage, de cullage, de cuillage.

Les seigneurs tenaient beaucoup à ce droit et ils ne manquaient pas d'en user quand les paysannes étaient jolies. En Auvergne, plusieurs vassaux plaidèrent pour cela contre leurs seigneurs suzerains ; et on défendit au seigneur, désormais, la nuit des noces, avec leurs vassales, on leur permit seulement de mettre une cuisse nue dans le lit des nouvelles mariées et de passer un quart d'heure en tête à tête avec elles.

En Piémont, les vilains se révoltèrent et plusieurs seigneurs acceptèrent des accommodements. Par exemple, dans quelques seigneuries, où le seigneur passait trois nuits avec la nouvelle mariée, il fut convenu qu'il n'en passerait plus qu'une ; dans d'autres, où le seigneur avait la première nuit seulement, on ne lui accorda qu'une heure ; ailleurs, où le nouveau marié était obligé de faire une corvée, comme d'aller acheter un objet quelconque à la ville, ou de faire tant bien que mal une paire de souliers, de couper douze fagots dans un bois éloigné, etc., le tout pendant la nuit que sa femme passait avec le seigneur. On supprima es corvées et on permit au villageois de rester à sa porte, où il pouvait entendre si on s'occupait de lui.

Il faut observer que les femmes des serfs et des vassaux ne prenaient jamais part à ces séditions et qu'elles s'immolaient partout assez volontiers à l'usage et au droit du seigneur.

Il était établi en Ecosse un tarif pour les pucelages. La fille d'un serf sauvait le sien moyennant une vache, la fille d'un vassal en donnait deux, la fille d'un comte vassal de roi en donnait douze. De même en France, il était fait quelque différence.

Il y avait auprès de la seigneurie de Souloire, dans le pays de Caux, un étang avec une chaussée sur laquelle était bâtie la maison du bailly, du seigneur de Souloire. Ce bailly avait droit de cuissage sur toutes les femmes qui passaient sur cette chaussée et devant sa maison.

Lorsqu'elles étaient jolies, il les faisait entrer dans son greffe et tirait partie de son droit ; si elles étaient laides, il les laissait passer moyennant quelques deniers. On disait que bien des femmes, pour un motif exagéré d'économie, priaient ce juge d'user de son droit, plutôt que d'entamer leur bourse, et qu'il y avait plus d'injures pour les quatre deniers que pour le droit de cuissage.

Il arrivait que parfois les dames châtelaines accordaient le droit de représailles à quelques gentils vassaux. Un jeune noble qui était vassal du seigneur de Brives-la-Gaillarde, devint amoureux et se prépara au mariage. Le jour des noces, il conduisit sa jeune épouse au seigneur de Brives pour lui faire hommage selon sa coutume. Le seigneur trouva la demoiselle à son goût et déclara qu'il voulait en vertu de son privilège, lui donner l'accolade. Le soir donc, le mariage étant célébré, le seigneur se rendit à la maison du vassal pour y passer la nuit. Le jeune époux ne s'amusa pas à languir à la porte de la chambre où sa femme était occupée, il alla droit au château, se présenta à la dame qui était jeune et jolie, et comme il était également aussi bien fait que jeune, il l'engagea vivement à payer la dette de son mari. En un mot, le vassal passa une douce nuit avec la femme de son seigneur et lui fit un gros garçon, ce que l'autre n'eut pas le talent de faire.

Les papes étendaient anciennement leur puissance universelle jusque sur les plaisirs du mariage. De nombreux historiens ont constaté qu'ils en défendirent la jouissance dans tous les états qu'ils mettaient en interdit et que les époux n'avaient pas le droit d'user de leurs privilèges lorsqu'ils étaient serfs d'un seigneur excommunié.

C'est sans doute cette prétention du Pape qui donna aux ecclésiastiques le droit de cuissage. Joignez à cela que la plupart des évêques et des chanoines étaient seigneurs temporels, qu'ils se faisaient rendre hommage comme les seigneurs laïques et qu'ils les imitaient en toutes choses, ils leur prirent le droit de cuissage, si toutefois ils ne donnaient l'exemple.

Montaigne a écrit à propos des prêtres usant du droit du seigneur, cette boutade :

— Et avoient les Romains en coustumes, revenant de voyage, d'envoyer au devant à la maison, faire savoir leur arrivée aux femmes pour ne pas les surprendre. Et pourtant a introduit certaine nation que le prêtre ouvre le feu à l'épousée le jour des noces, pour oster au marié le doute et la curiosité de chercher en ce premier essai, si elle vient à lui vierge ou blessée d'une amour étrangère. — Pourquoi s'est-on accoutumé, dit Sainte-Foix, à mépriser un cocu, quoiqu'il n'y ait rien de sa faute?... C'est sans doute parce que tous les gens de condition servile étaient mis dans ce triste bonnet et gratifiés de ce triste nom par leur seigneur ayant droit de cuissage. Le nom de vilain qu'ils donnaient aux serfs, est pareillement un terme de mépris, et anciennement les mots cocus et vilains étaient frères. On a bien raison de dire que les mœurs des différents peuples ne se ressemblent guère! En Europe, on fait grand cas de la virginité et chaque mari se flatte de défricher en terre inculte : chez certains peuples de l'Asie et de l'Afrique, on a coutume de payer un homme pour déflorer la fille qu'on épouse ; le mari trouve qu'on lui rend service en le débarrassant d'une besogne que nous trouvons si douce ; au moyen âge cela paraissait naturel et n'avait dans tous les cas rien d'immoral aux yeux du peuple. Ceci n'a rien d'étonnant, si l'on remarque que les coutumes les plus bizarres et les plus ridicules passaient comme redevance légale.

A Paris même, il y avait le fief de trois pucelles ; il consistait en trois ou quatre maisons situées près de l'église Saint-Jacques de la Boucherie. C'était souvent le chefcien de cette paroisse qui en était le seigneur féodal. Ce fief fut vendu au début du xıvᵉ siècle à un maître d'école, qui y percevait comme ses devanciers le droit de cuissage sur les trois premières pucelles qui se mariaient dans l'année, si toutefois il pouvait se trouver trois pucelles dans un aussi petit quartier.

Au xvᵉ siècle, lés seigneurs de Lohac en Picardie, obligeaient les femmes de leurs vassaux à tenir les pieds de leurs épouses pendant la première nuit de noces. Elles pouvaient se passer de cette charge ridicule, si leurs maris voulaient se laisser fouetter par elles, dans la cour du château de Lohac, lors de la première nuit que les seigneurs passaient dans le lit nuptial.

Puisque nous sommes en Picardie, ne négligeons pas de transcrire les singulières façons des ecclésiastiques et des seigneurs de ce bienheureux pays, d'après Collin de Plancy.

— Un paysan, serf de l'abbaye de Bauquesme près d'Amiens, venait de se marier. Il amena sa femme devant l'abbé pour qu'il vit s'il voulait prendre sur elle le droit du seigneur. La jeune épouse n'était pas belle, ses charmes ne tentaient pas l'abbé, qui d'ailleurs s'était fatigué quelque peu la nuit précédente. Il dit donc au paysan :

Je te laisse le plaisir d'enlever toi-même les prémices de ta femme, mais auparavent il faut que tu te dépouilles absolument nu, et que tu restes deux heures assis dans l'étang bourbeux de notre basse-cour.

Le pauvre époux obéit en silence, et, cependant, l'abbé, qui avait retenu la jeune femme auprès de lui, dit à ses moines qu'il la leur abandonnait.

Le seigneur Gérôme de Vesses, en Picardie, venait de recevoir en don de son suzerain la superbe seigneurie de Frocourt ; à peine installé, quoique déjà âgé de cinquante-cinq ans et usé par des excès de jeunesse, il ne voulait pas renoncer entièrement au droit de passer les trois premières nuits avec les jeunes épouses des vilains de son nouveau domaine. Un de ses sujets allait se marier : il lui fait dire de lui conduire sa fiancée.

« Marie-toi, lui dit-il, je te le permets ce soir même, car ta future me plaît, et je compte user de trois bonnes nuits. »

« Monseigneur, répondit le vilain, vous savez que les coutumes, en accordant au seigneur le droit de cuissage sur les jeunes serves, permettent aussi aux vilains de racheter leurs nuits. C'est ce que je voulais vous proposer. »

Gérôme de Vesses, qui, dans son autre petite seigneurie, avait tellement tenu ses paysans dans la misère, qu'ils n'avaient jamais eu l'idée de pouvoir payer l'exemption du droit du seigneur, fut fort étonné de la demande, et réfléchissant, dit enfin :

« Il paraît que vous êtes riches, ici, et qu'on vous a laissé amasser des biens. Tant mieux ! J'en profiterai ; pour toi, je te cède mes droits, si tu veux me payer deux livres d'argent au poids, dix boisseaux de blé, double taille et doubles redevances dans la première année de ton mariage, si tu consens cependant à faire ce que je te dirai. »

Le pauvre diable, tout heureux de pouvoir cueillir lui-même la première fleur de sa femme accepta les conditions quelque peu onéreuses qui lui étaient proposées. La condition que le seigneur exigea était que le mari devait prendre sa femme sur ses épaules et la porter ainsi d'un bout à l'autre bout du village, puis la mettre au lit et passer la nuit dans la même chambre, mais sans y toucher. Le serf, tout heureux, s'empressa de satisfaire aux désirs du maître. Mais, lorsque la femme fut au lit, deux hommes d'armes de la seigneurie veillèrent auprès de la mariée, pendant que l'époux demeurait couché sur une botte de paille.

Le vilain sentit bientôt que les conditions qui lui étaient imposées étaient aussi cruelles que d'abord il les avait trouvées douces. Il n'était séparé que d'une toise de sa mie, elle était à lui, il en était aimé, il avait sur elle les droits de l'amour et du mariage ; il ne pouvait la presser dans ses bras, lui dire une seule parole. Deux satellites d'un tyran veillaient à ses côtés ; de plus, la chambre était éclairée par une lampe condition exigée ; sa femme lui lançait des regards tels que le malheureux époux perdit complètement la tête ; il s'élança vers elle, qui, si tendrement, lui ouvrait ses bras, pour lui prendre sur la bouche le plus ardent des baisers. Mais aussitôt, ses deux gardiens le saisirent et l'entraînèrent au château, où il passa en prison le reste de la nuit, au matin conduit devant le maître, celui-ci lui dit :

« A la bonne heure ! je me livrais à des mortels regrets de t'avoir vendu les prémices de ta femme ; tu n'as pas su les mériter. Tout ce que tu as fait est nul ; je garde ce que tu as payé, et ce soir, je prends mon droit de cuissage.

Demain, tu auras ce que je te laisserai. Jusque-là, reste ici. »

Quand les attraits de la mariée ne séduisaient point les seigneurs, ils ordonnaient aux jeunes époux de passer la première nuit de leurs noces au faîte d'un arbre et d'y consommer le mariage; de consacrer les moments de l'hyménée dans une rivière, à la vue du seigneur et de sa dame, qui se divertissaient là, très doucement.

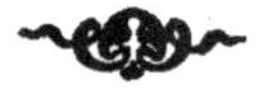

XIV

LES ÉPREUVES DE LA CUEILLETTE
DE LA VIRGINITÉ

La pudeur était en quelque sorte inconnue parmi les grands du moyen âge, les usages plutôt obscènes le démontrent suffisamment. Ainsi, en Angleterre, on inspectait les parties naturelles les plus cachées pour attester l'âge légal des filles et des garçons. On faisait de même en Allemagne. Reidinart nous apprend que la célèbre Isabelle de Bavière fut mise nue et visitée pour savoir si elle était convenablement formée pour avoir des enfants.

Les mêmes formalités se pratiquaient encore au xviii° siècle, c'était une règle pour les membres de la famille royale. Au mariage de la fille du régent avec le fils de Philippe V, pour constater l'union charnelle, on fit comme au mariage du duc de Bourgogne.

Les époux étant au lit, on laissa entrer dans la chambre tous ceux qui voulurent ; puis, on ferma les rideaux et le duc de Popoli et la duchesse de Monteillano restèrent sous les rideaux chacun d'un côté du lit.

L'empereur Frédéric III, après avoir été fiancé par procuration à la princesse Eléonore de Portugal, et après que cette union eut été sanctionnée par le Saint-Père, se refusa à consommer le mariage, en donnant pour motifs qu'il ne voulait pas procréer d'enfants italiens. La princesse mécontente, à bon droit, de cette mauvaise volonté, s'adressa à son oncle le roi de Naples Celui-ci écrivit à l'empereur qu'il devait conduire Eléonore en Allemagne, et qu'après avoir dormi avec elle une première fois, il pouvait, si elle ne lui plaisait pas la congédier et épouser une autre. Frédéric trouva la chose convenable et la cérémonie eut lieu d'une manière qui donna aux dames portugaises de la suite de l'infante, l'occasion de montrer leur susceptibilité ombrageuse.

Dans l'histoire de Frédéric III (1702), qu'écrivit Ocneas Sylvius qui prit le nom de Pie II en s'asseyant sur la chaise de saint Pierre, on trouve relaté l'épisode de cette cérémonie bizarre. — Frédéric voulut que les choses aient lieu selon les coutumes tudesques et en présence du roi. La princesse et lui étant couchés sur un lit où avait été placé un coussin, tous les deux complètement revêtus de leurs habits ordinaires, restèrent ainsi un instant sans qu'il se passât aucun autre acte. C'est de cette façon que se pratiquaient les fiançailles teutoniques. Mais les jeunes Portugaises qui assistaient comme témoins à cette cérémonie s'indignèrent hautement de cette façon. De quoi le roi s'égaya fort. La nuit qui suivait devait se passer les époux nus à nus.

Les dames portugaises s'empressèrent alors, assistées d'un prêtre, de réciter des prières et chanter des cantiques autour du lit préparé et de l'asperger d'eau bénite, pensant d'après leur superstition rendre heureuse la vie future des époux et chasser le mauvais sort. Mais il arriva que l'empereur croyant que le lit avait été empoisonné, refusa de s'y coucher en fit aussitôt préparer un autre et appela l'impératrice. Celle-ci appelée deux, puis trois fois, ne se décidait pas à se rendre dans l'autre lit ; mais elle disait qu'il était dans l'habitude que ce fût l'homme qui devait venir trouver la femme. L'empereur voulant vaincre cette résistance prit sa femme par la main, elle se laissa alors vaincre et entraîner sans autre résistance, dans la couche nuptiale où le mariage fut consommé.

C'était surtout en Souabe, que l'usage des nuits d'épreuves se pratiquait.

Une belle villageoise savait tirer de ses charmes le parti le plus habile, elle savait dispenser ses faveurs avec une prudente réserve; l'instinct de la coquetterie était aussi chez elle.

Dès qu'une Souabe arrivait à l'âge où le nombre des années commençait à la tourmenter doucement, si elle était jolie, et surtout si ses parents étaient à l'aise, elle se trouvait dans la situation où est placée une riche héritière dans quelque importante cité. Une foule d'amants s'empressaient auprès d'elle; chacun s'efforçant de se faire distinguer, qui par sa vigueur, qui par sa bonne mine, qui par son humeur joviale et généreuse ; mais aussitôt qu'on pouvait reconnaître que l'un d'eux était préféré, tous les autres s'éloignaient et l'heureux mortel que la belle avait distingué recevait la permission de lui rendre visite la nuit.

Il était contraire à toutes les règles du goût et de la bienséance que cet amant s'introduisît prosaïquement par la porte, l'étiquette exigeait qu'il entrât par la fenêtre. Le jeune paysan n'aurait pas été content ; il se serait cru déshonoré s'il était arrivé auprès de sa belle sans avoir couru le risque de se rompre le cou. Ces pénibles entreprises ne procuraient d'abord à l'amant d'autre avantage que celui de pouvoir causer quelques heures avec sa belle qui, pendant ce temps-là restait toute habillée et toute prête à repousser les témérités que se permettait un amour trop ardent. Dès que l'aurore se montrait, le jeune homme devait se retirer.

A mesure que les rendez-vous se multipliaient la donzelle devenait moins revêche ; elle accordait quelques faveurs innocentes d'abord ; ses vêtements devenaient moins épais ; certains charmes étaient entrevus.

Parfois, la naïve enfant finissait par permettre tout ce qu'elle défendait et il se passait ce que l'on devine... la fleur était cueillie enfin.

Les premiers rendez-vous se nommaient *les nuits de bienvenue* ; plus tard, ils prenaient le nom de *nuits d'épreuves* et cette désignation donne une idée assez juste des épreuves auxquelles se livraient, de part et d'autre, des personnes qui ne voulaient conctracter un engagement indissoluble qu'en parfaite connaissance de cause.

Le résultat le plus fréquent de ces entrevues était la grossesse de la fille. Alors son amant la demandait en mariage et la noce se faisait promptement.

Il était rare que le gars qui, pour nous servir d'une expression rabelaisienne, avait emprunté un pain sur la fournée y délaisse l'intéressante créature qu'il avait rendue mère. Il se serait attiré la haine et le mépris de tout le monde. Mais il arrivait aussi qu'après quelques nuits passées ensemble d'une façon plus ou moins intime, les deux amants se séparaient d'un accord mutuel, en reconnaissant qu'ils ne se convenaient pas. Il n'en résultait aucun tort pour la réputation de la jeune fille, et promptement se présentait un autre gaillard qui recommençait pour son propre compte le roman resté interrompu. Toutefois, si ces ruptures se renouvelaient plusieurs fois, on regardait la demoiselle comme ayant quelque défaut caché et les amateurs cessaient de se présenter.

Les paysans regardaient l'usage dont nous parlons comme parfaitement innocent et, parfois, il arrivait que, si le curé du village demandait des nouvelles de sa fille à un paysan, celui-ci répondait, avec franchise et satisfaction, comme preuve qu'elle grandissait et était trouvée aimable ; elle a commencé à donner des rendez-vous de nuit.

Au xvii° siècle, les paysans de Breguez résistaient de toutes leurs forces aux autorités qui voulaient mettre fin aux nuits d'épreuves et les frapper de châtiment.

Les casuistes, qui ont la manie de toucher à des questions très délicates concernant les rapports des deux sexes, écrivaient là-dessus. Il y eut des consultations signées par de vieux docteurs qui conclurent en vieux latin que cet usage était une abominable invention du diable et qu'il fallait le proscrire sous les peines les plus sévères. Un arrêt vint, en effet, interdire les visites nocturnes, mais elles continuèrent en secret.

Ces plaintes n'étaient pas nouvelles au xvi° siècle, un ecclésiastique Wurtembergeois déployait son zèle contre les nuits d'épreuves et il y a des traces des attaques de quelques théologiens contre un usage qui existait en Saxe, au XIII° siècle, et qui autorisait un amant à passer une nuit avec sa maîtresse avant qu'il fût décidé si le mariage devait avoir lieu ou non.

Un jurisconsulte érudit, Gruper, a écrit et démontré qu'autrefois les entrevues intimes étaient choses permises, en Allemagne, avant le mariage, aussi bien dans la haute société que dans la basse.

Il existe un document singulier de 1773, qui atteste que le comte d'Habsbourg, Jean IV, après six mois de rendez-vous nocturnes avec la fille d'Ulrich de Rappolstein, se vit repoussé avec mépris parce qu'elle avait acquis la conviction que les facultés viriles lui faisaient défaut... Il s'en alla plein de dépit et de honte, à Strasbourg, se confier à maître Henri de Saxe, le plus célèbre docteur de l'époque ; mais il paraît que les drogues et les bains, prescrits par cet illustre médecin, n'eurent pas grand effet. La chose se passait en 1378.

XV

LES VIEILLES VIERGES

Il est démontré, aujourd'hui, que la virginité outrée est contraire à la santé de la femme et que, dans les cloîtres, la majorité des religieuses ne dépassent guère quarante-cinq à cinquante ans.

Combien n'a-t-on pas vu de filles célibataires devenir folles? Chez ces malheureuses, le système nerveux, faute d'imprégnation, surabonde d'une vitalité qui se porte sur mille choses diverses ; les organes, qui n'ont pas rempli les fonctions auxquelles la nature les a destinés, deviennent la source d'une foule de désordres qui conduisent à la folie.

Quand on a traversé la vie sans se laisser prendre aux plus nobles passions qui puissent agiter l'espèce humaine, quand on a été en contact avec les sentiments les plus affectueux et les plus tendres et qu'on n'a point été touché comme d'une commotion électrique, quand on est resté glacé et insensible, c'est que l'on n'a pas de cœur.

La vieille fille a un visage de marbre, sa réserve a quelque chose de froid, de guindé, de déplaisant. Ce n'est point de la dignité, c'est de la sécheresse. Vis-à-vis d'elle, on se sent mal à l'aise. On lui parle sans oser lui parler. On craint toujours de n'être pas compris de cet être qui n'a rien compris, qui ne doit rien comprendre.

Elle-même est gênée et embarrassée. Elle éprouve, comme vous, l'espèce d'indisposition morale que ressentent deux individus d'espèce différente.

On s'aperçoit, tout d'abord, que la vieille fille est privée de cette faculté d'aimer qui porte à l'affection, à la sympathie. Elle est au milieu de la société, comme l'obélisque au milieu de la place de la Concorde. Elle ne s'attache à rien et rien ne se rattache à elle.

Toutes les fois qu'il y a autour d'elle de l'amour et de l'affection dans l'air, elle est malade. Il lui faut une atmosphère sans énergie et sans chaleur. Ce spectre de femme n'a point d'organes, c'est tout au plus si elle a des ressorts qui la font exister ou végéter machinalement.

Elle est essentiellement égoïste et ramène tout à elle; elle est morte au moral, mais d'une complaisance extraordinaire pour tout ce qui tient chez elle aux appétits brutaux.

La vieille fille est poltronne, personne plus qu'elle ne craint la douleur et les infirmités. Elle a, d'elle-même, un soin tout particulier, mais elle n'a pas de pitié pour les souffrances des autres; sa charité n'est qu'une charité d'ostentation. Elle l'exerce avec une dureté tout à fait cruelle, elle y apporte de l'inquisition, de l'espionnage, de la torture. Elle a besoin d'accompagner chaque pièce d'une parole dure; elle a trouvé le moyen de corrompre l'aumône.

La vieille fille ne veut plaire à personne, on s'en aperçoit; elle n'a jamais connu l'élégance, la distinction, enfin cette belle franchise de manières qui fait ressembler une femme à une rose épanouie. Sa tournure est anguleuse, sa toilette est pauvre, maigre, étriquée; c'est une poupée mal habillée.

La vieille fille n'a pas de plus grand bonheur

que de dire du mal des autres. Elle sait trouver à toutes les actions, et surtout à celles des femmes, des motifs abominables; son imagination est, sous ce rapport, d'une fécondité satanique; on est étonné de tant de perversité; on est effrayé, car rien n'est plus effrayant que les vices qui se couvrent du masque de la vertu et que l'on ne sait comment confondre.

Il se débite plus d'horreurs dans une seule conversation s'occupant de déchirer le prochain que dans vingt orgies de mauvais sujets et de filles. Les propos y sont d'autant plus hideux qu'ils sont couverts de la surface du vernis de la charité et de la pudeur. C'est le cours d'immoralité le plus dangereux qui se puisse faire.

Cette médisance est, à vrai dire, le seul plaisir réel de la vieille vierge; aussi, s'y livre-t-elle avec une ardeur frénétique. Elle recherche en effet, les conciliabules de ses semblables, elle y montre les dents et les griffes... Elle est heureuse.

Il ne lui faut pas huit jours pour dévorer la réputation la mieux établie

XVI

COMMENT UNE FILLE DÉFLORÉE
PEUT SE FAIRE PASSER POUR VIERGE

Étant admis qu'il est difficile à un mari de savoir si sa femme lui donne son innocence au premier soir de l'union, il est évident qu'une jeune fille n'a point à craindre ce moment redoutable, ou alors elle est bien ignorante en cette matière; il n'est pas inutile de dire comment il lui est possible de poser sur son intimité l'estampille d'une chose neuve.

Autant il est impossible, presque, à une femme vierge, d'affirmer sa pureté physique, si sa conformation est en opposition apparente avec sa chasteté, autant il est aisé à une femme, qui n'est plus vierge, de tromper, sur son état charnel, l'homme qui la possède pour la première fois, de lui offrir toute la force d'une illusion, d'une réalité si chère à ses désirs.

De même qu'une femme par la façon de se donner, peut accroître le désir de l'amant, ou peut l'empêcher de la posséder entièrement, de même une femme, par la façon d'offrir son sourire à celui qu'elle a choisi, peut créer en lui la certitude que ce sourire s'épanouit nouvellement et pour lui seul.

Les tromperies de l'amour sont infinies, elles relèvent non seulement de l'attitude de la femme dans l'intimité, mais aussi de mille détails concernant plus spécialement le cabinet de toilette, et où, à côté des parfums et des poudres de riz, se trouvent des solutions d'alun, des eaux de toilettes à base de benjoin, de myrte et autres substances astringentes. La pudeur que doit logiquement éprouver la jeune vierge en voyant entrer un homme dans son lit, doit être aussi utilisée; jointe à la crainte elle permet de prendre des attitudes qui au lieu de faciliter l'époux, lui procurent des difficultés et l'empêchent de juger la sincérité de son état de non initiation.

Autrefois on avait des remèdes pour rétablir la virginité; voici ce que dit un vieil auteur à ce sujet :

« Pour éviter les désordres dans les ménages et qui ne sont que trop fréquents dans ce monde, je rapporterai ici des remèdes qui mettent à couvert les filles et les femmes des mauvais préjugés que l'on pourrait avoir sur elles. Les premières s'en peuvent servir lorsqu'elles seront trop ouvertes et qu'elles auront des mamelles trop pendantes; que d'ailleurs, par faiblesse, elles se seront abandonnées à leurs passions indiscrètes et qu'elles auront été mères avant d'être mariées. Les autres en pourront user pour plaire à leurs maris et pour faciliter la conception.

« J'avoue que l'on peut abuser de ces remèdes comme des choses les meilleures du monde; mais on ne saurait pourtant blâmer la nature, qui permet que le soleil échauffe la terre aussi bien pour les aconits et pour les colchiques, que pour les dictames et les gentianes.

« S'il se trouve donc qu'une fille naturellement étroite ait accouché secrètement, et qu'elle veuille ensuite se marier sans que son mari puisse s'apercevoir de sa faiblesse passée, le meilleur remède que je puisse donner dans cette occasion, c'est qu'elle soit chaste et pudique quatre ou cinq ans avant son mariage, qu'elle ne s'échauffe point l'imagination d'amourettes, par des danses, des conversations et des lectures impudiques et qu'elle vive enfin dans la modestie qui est bienséante aux filles qui se repentent. Je vous promets que son mari la prendra pour pucelle.

« La vapeur d'un peu de vinaigre où l'on aura jeté un fer ou une brique rouge, la décoction astringente de prunelles sauvages, ou de myrrhe, ou de roses de Provins, ou encore de noix de cyprès, sont des remèdes qui resserrent les parties.

« Ne serait-il pas permis à une fille, qui a passé quelques années de sa vie dans les voluptés illicites, de rassurer, le premier jour de ses noces, l'esprit de son mari, en prenant un peu de sang d'agneau qu'elle aura fait sécher auparavant et en le mettant dans son vagin, après en avoir formé deux ou trois petites boules? Ne lui serait-il pas permis, dis-je, pour conserver la paix de sa famille, de faire tous ses efforts pour paraître sage aux yeux de son époux?

« Mais l'envie de paraître pucelle va quelquefois jusque là même, que l'on ne craint point de s'exposer aux douleurs les plus cuisantes, car il s'est trouvé des courtisanes qui se sont lacéré les parties pour être estimées viérges quand elles ont voulu se marier. »

Le ventre est quelquefois si défiguré de rides, après un accouchement, que celles que l'on estime filles n'osent se marier à cause de ce vilain défaut. Nous allons faire connaître les moyens qu'on conseille de mettre en usage pour ce cas. Voici la formule d'un célèbre médecin italien :

« On prendra 40 pieds de mouton, dont on brisera les os et après les avoir fait bouillir dans de l'eau, l'on prendra avec une cuiller ce qui nagera par dessus, à quoi l'on ajoutera deux gras de spermacœti, deux onces de graisse fraîche de porc femelle, autant de beurre frais sans sel; on fera fondre tout cela dans un pot de terre vernissé, et, après que l'onguent sera refroidi, on le pétrira avec de l'eau de roses jusqu'à ce qu'il soit devenu blanc.

Après que la personne se sera servie de ce remède, elle s'appliquera sur le ventre une peau de chien ou de chèvre, préparée ainsi, on prendra deux onces de chacune de ces huiles, savoir : d'amandes douces, de millepertuis, de myrtille et l'on en oindra la peau de chien ou de chèvre. On la laissera humecter pendant toute une nuit et le lendemain on la frottera entre les mains pendant une heure et enfin on l'exposera à l'air pendant deux mois. On appliquera cette peau sur le ventre surtout pendant la nuit.

Si quelques semaines se passent sans que les cicatrices s'effacent, on prendra de l'huile de myrrhe pour adoucir la peau ; si l'on veut que ce remède soit plus fort, on ajoutera à cette huile du suc de citron et un peu de sel ammoniac.

Outre les remèdes que nous venons d'indiquer, pour diminuer la gorge, on peut user de gros vin rouge, ou d'eau de forges dans laquelle on aura fait bouillir du lierre, de la pervenche, de la myrrhe, du persil. Il y en a qui se servent de formes de plomb pour diminuer les seins ; c'est aussi un bon remède, mais si l'on a auparavant humecté le dedans du plomb avec de l'huile de jusquiame, le remède sera supérieur, car cette huile a une vertu particulière pour diminuer la gorge et pour la durcir.

Mais, afin qu'il n'arrive point d'accident par l'usage de tous ces remèdes, je répéterai ici ce que j'ai conseillé ailleurs aux filles et aux femmes, c'est qu'il faut n'en user pour la gorge ni pour les parties, que trois ou quatre jours après les règles, ou huit jours avant.

Le même auteur fait les réflexions suivantes sur la virginité et cite saint Jérôme :

Ce saint écrivait à Eusthion, fille dévote :

« La vierge d'Israël est tombée, il n'y a personne qui la puisse relever ». Ce qui fut dit aussi en autres paroles : « Je vous dirai hardiment, ma chère fille, que, bien que Dieu fut tout puissant, il ne peut pas toutefois rendre la virginité à une fille qui l'aura une fois perdue; il peut bien lui pardonner son crime, mais il n'est pas en son pouvoir de lui rendre la fleur de sa virginité qu'elle s'est laissé ravir ».

En effet, il n'y a point de remède que nos médecins aient pu inventer, ni d'artifices que nos courtisanes aient pu pratiquer, qui la puisse faire renaître. C'est une vertu qui s'éclipse une fois dans la vie et que l'on ne voit jamais plus reparaître. C'est une liaison de parties qui, étant une fois séparées, ne se réunissent jamais comme elles étaient auparavant.

Parce qu'il n'y a point de signe qui la puisse clairement découvrir, il n'y a point de remède qui la rétablisse quand elle est une fois perdue. Nous avons bien le pouvoir de les imiter et de faire une vierge masquée, pour ainsi dire, mais nous ne pouvons remettre le naturel, qui est quelque chose de plus cher et de plus précieux.

Au xviiiᵉ siècle, les matrones jurées de la ville de Paris étaient chargées des rapports pour la constatation du viol. Voici un de ces rapports faits en 1762 au prévôt de la ville de Paris :

« Nous, Marie-Christophellette Roine et Jeanne Portepoullet, matrones jurées de la ville de Paris, certifions à tous qu'il appartiendra que, le 22 d'octobre de l'année présente, une ordonnance de M. le Prévôt de Paris en date du 15 de ce dit mois, nous nous sommes transportées dans la rue Dampierre, dans la maison qui est située à l'occident de celle où l'Écu-d'Argent pend pour enseigne, une petite rue entre deux, où nous avons vu et visité Olive Tisserand, âgée de trente ans ou environ, sur la plainte par elle faite en justice contre Jacques Mudart, bourgeois de la ville de Roche-sur-Mer, duquel elle a dit avoir été forcée et violée, et le tout vu et visité au doigt et à l'œil, nous avons trouvé qu'elle a :

« Les tetons dévoyés, c'est-à-dire la gorge flétrie ;

« Les barres froissées, c'est-à-dire l'os pubis ou Bertrand ;

« Le lipon recorquillé, c'est-à-dire le poil ;

« L'entrepet ridé, c'est-à-dire le périnée ;

« Le pouvent débiffé, c'est-à-dire la nature de la femme qui peut tout ;

« Les balances pendantes, c'est-à-dire les lèvres ;

« Le lipendis pelé ; c'est-à-dire les bords des lèvres ;

« Les barboles abattues, c'est-à-dire les nymphes ;

« Les halerons démis, c'est-à-dire les caroncules ;

« L'entrechenet retourné et la corde rompue, c'est-à-dire les membranes qui lient les caroncules les unes aux autres ;

« Le barbideau écouché, c'est-à-dire le clitoris ;

« Le guilboquet fendu, c'est-à-dire le col de la matrice ;

« Le guillenard élargi, c'est-à-dire le conduit de la pudeur ;

« La dame du milieu retirée, c'est-à-dire l'hymen ;

« L'arrière-fosse ouverte, c'est-à-dire l'orifice interne de la matrice.

« Le tout vu et visité, feuillet par feuillet, nous avons trouvé qu'il y avait trace de..... et ainsi, nous dites matrones, certifions être vraies à vous, M. le Prévôt, au serment qu'avons fait à la dite ville.

« Fait à Paris, le 25 octobre 1762. »

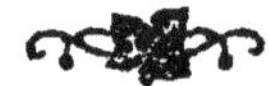

Impuissance et Stérilité

XVII

STÉRILITÉ ET IMPUISSANCE

La stérilité et l'impuissance ont été confondues ; cependant, quoique l'un de ces cas soit fréquemment la cause de l'autre, il existe entre les deux des différences notables.

L'impuissance est l'impossibilité d'accomplir l'acte sexuel.

La stérilité, l'impuissance d'avoir des enfants.

L'une se rapporte à un acte volontaire de la vie animale ; l'autre, inconscient, involontaire, rentre dans le cadre des fonctions de la vie organique.

Quelques exemples feront mieux comprendre cette différence. Ainsi un homme présente une anomalie de la verge, un hippospadias, soit une ouverture anormale du canal de l'urètre ; la déviation du jet spermatique qui en résulte est souvent, dans ce cas, un obstacle à la fécondation, et cependant le sujet conserve toutes ses facultés viriles parfaitement intactes. De même, à la suite de certaines inflammations de l'épididyme, le sperme perd ses qualités reproductrices, quoique l'acte vénérien soit complet et même suivi d'éjaculation. Alors, tout est tellement normal en apparence, que cet homme, de très bonne foi, affirmera qu'il n'est pour rien dans l'infécondité de son ménage, quoique en réalité lui seul soit en cause.

Il en est encore ainsi des effets produits par la castration lorsque l'opération est pratiquée sur un sujet adulte. Les désirs et la turgescence de l'organe copulateur peuvent persister pendant des annnés, sept, huit et dix ans et néanmoins, la stérilité est absolue et irrémédiable. Dans les faits ci-dessus, il y a stérilité et non impuissance.

Au contraire, à la suite de pollutions, d'excès vénériens, d'affections cérébrales, on observe parfois une absence de désirs ou une impossibilité de l'érection, coïncidant avec la sécrétion du sperme parfaitement apte à produire la production. Cet individu est donc fécond, quoique impuissant.

Si, maintenant, nous considérons la femme, nous trouverons des exemples aussi probants. L'ablation des deux ovaires rend les sujets absolument stériles; leur aptitude au coït n'est nullement modifiée, les désirs vénériens et les sensations voluptueuses sont conservés comme avant l'opération. L'âge critique nous offre une situation à peu près analogue; la femme ne pouvant plus concevoir, n'en est pas moins apte au congrès, parfois même plus ardente que dans sa jeunesse.

Chez la femme, il peut y avoir aussi impuissance et non stérilité, comme le prouvent les faits de grossesse sans intromission, avec un hymen ne présentant qu'une très petite ouverture, de quelques millimètres seulement.

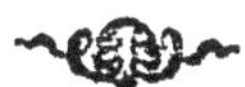

XVIII

L'IMPUISSANCE

L'homme est bien plus sujet à l'impuissance que la femme, parce que la conformation des organes génitaux de cette dernière lui permet, presque toujours, de se livrer, au moins d'une manière passive, aux caresses de l'homme.

Les causes de l'impuissance peuvent être divisées en externes ou apparentes et internes ou morales.

On compte, parmi les premières, chez l'homme, les suivantes :

1° L'absence congénitale ou accidentelle de la verge, quand le défaut de cet organe est tellement absolu que les corps caverneux ne font plus une saillie suffisante pour permettre la moindre introduction dans les parties sexuelles les plus extérieures mêmes, de la femme.

2° Certaines difformités de la verge, telles que son obliquité, sa tortuosité, sa bifurcation ou ses dimensions excessives. Cette cause n'est jamais que relative. Il faut avoir égard, dans le premier cas, à l'écartement de l'angle formé par la bifurcation, car si l'angle n'est pas tel que les extrémités de la verge, ou du moins l'une d'elles, ne puisse se présenter au vagin, sous quelque position que ce soit du corps de l'homme ou de la femme seulement, ou des deux à la fois, l'impuissance n'est pas non plus indubitable; l'état, et surtout l'ampleur du vagin de la femme, doit être aussi pris en considération. Dans le second on considère le rapport qui existe entre les dimensions des organes de [l'homme et de la femme, mais on n'admet pas cependant que les dimensions exagérées de la verge constituent l'impuissance, parce que ces dimensions excessives ne sont jamais que relativement à tel ou tel individu donné; la grosseur de la verge, qui excite de la douleur chez certaines femmes, procure à d'autres des sensations voluptueuses; d'un autre côté, parce que la dilatabilité du vagin est telle que des efforts lents et gradués finissent toujours par le mettre en état de recevoir le pénis; enfin, parce que, à l'égard de la longueur démesurée du membre viril, si elle expose la femme à des contusions dange-reuses du col de la matrice, certaines pré-cautions faciles remédient à ce luxe de la nature et en diminuent les inconvénients.

Les hernies irréductibles et l'hydrocèle, lors-qu'elles sont assez volumineuses pour effacer entièrement la verge et rendre le coït imprati-cable, dans quelque position que ce soit du corps de l'homme ou de la femme, constituent l'impuissance.

L'impuissance nerveuse consiste dans l'aboli-tion de la fonction sous des influences diverses. L'érection ne peut se produire, les désirs sont éteints. Pour reconnaître cette frigidité, on doit d'abord examiner l'état local. Aucun vice de conformation, aucune lésion de l'organe n'expliquent le silence de la fonction; mais on peut trouver la verge petite et faible : elle est allongée et flasque, état qui résulte de l'onanisme pratiqué dès la première enfance. L'abscence d'érection est difficile à établir; une observation répétée peut en surprendre les traces ou constater la flaccidité constante des organes.

Le diagnostic se fonde sur l'état général et sur l'examen des causes qui ont pu abolir la fonction. L'âge avec les signes de la décrépitude, auquel se joint un état maladif, peuvent ne laisser aucun doute. Taylor cite un cas de désaveu de paternité, qui fut admis, de la part d'un vieillard atteint de paralysie.

Les excès prolongés et prématurés sont des causes fréquentes de l'impuissance. Les pertes séminales, les préoccupations intellectuelles, les troubles psychiques, qui empêchent les mouvements réflexes, rendent incomplète ou nulle l'excitation des centres d'érection.

La haine, le dégoût, la crainte, la timidité, une ardeur excessive dans les désirs, divers écarts d'imagination, en un mot, toutes les passions fortement excitées, c'est-à-dire, toute action-cérébrale assez forte pour diminuer celle des organes génitaux, dont le coït exige au contraire l'exaltation.

Mais ces causes n'enchaînent que l'aptitude à la copulation et n'agissent que momentanément, et leur influence cesse aussitôt que l'organe de la pensée entre en repos, ou n'est plus agité par une surabondance intempestive d'activité. Le coït, pour être bien fait, veut la complaisance, la tranquillité, le silence et le secret; il est arrêté, comme par enchantement, par le bruit, la frayeur, la crainte, la publicité, la défiance en ses propres moyens, la jalousie, le mépris, la répugnance, la malpropreté, un amour trop respectueux et tout ce qui peut allumer l'imagination.

Les maladies qui affaiblissent profondément l'organisme éteignent aussi les facultés génitales : l'anémie à un haut degré, le diabète dans la dernière période, l'hydropisie, la gastrite chronique, un état fébrile, la variole, la fièvre typhoïde, la pneumonie. Certaines maladies, au contraire, semblent augmenter ou conserver l'excitabilité génitale, telles sont : la phtisie pulmonaire, certaines affections de la vessie, de la peau, les calculs des reins, la goutte, le rhumatisme. L'alcoolisme est une des causes fréquentes de la frigidité qui succède à l'excitation passagère produite par les premiers excès, l'usage de certains médicaments, tels que les arsénieux, le bromure de potassium, le camphre, le lupulin, la digitale, peuvent produire cet état.

Les causes apparentes de l'impuissance chez la femme sont :

1° L'absence du vagin, dont on connaît un assez grand nombre d'exemples.

2° L'oblitération congénitale ou acquise de ce canal, lorsqu'il n'est pas possible d'y porter remède en invoquant les secours de la chirurgie. Encore même faut-il apporter une grande circonspection en pareille occurrence, puisqu'on cite des cas dans lesquels la fécondation a eu lieu, parce qu'il existait une communication entre le rectum et l'orifice de la matrice.

3° Le resserrement excessif du vagin. Cet état peut dépendre de plusieurs causes différentes qui en font varier le degré d'importance, telles qu'une dépression considérable du pubis s'opposant à l'acte générateur, une continuité naturelle de . substance, sans aucun vide dans l'épaisseur de l'organe, ou d'affections inflammatoires qui ont laissé des suites indestructibles. Cependant, il existe des femmes qui, bien qu'ayant le vagin tellement étroit qu'on pouvait à peine y introduire un crayon, n'en sont pas moins devenues enceintes.

4° L'ampleur excessive du vagin, non seulement quand il résulte de la rupture du périnée et de la communication de la vulve avec l'anus, cette infirmité pouvant rendre la copulation impossible par le dégoût qu'elle inspire.

5° La communication congénitale ou acquise du vagin avec le rectum ou avec la vessie, lorsqu'elle détermine des inflammations, des érosions, des ulcères et autres accidents qui portent obstacle à l'exécution du coït.

6° Le renversement du vagin, lorsqu'il est au-dessous des ressources de l'art.

7° Le cancer de la matrice.

8° Le vaginisme s'oppose au coït, l'attouchement est alors accompagné d'une constriction spasmodique des muscles constricteurs qui empêche toute intromission du pénis; mais cet état est le plus ordinairement curable.

Le traitement de l'impuissance consiste à faire cesser, quand on le peut, les vices de conformation, à réparer les forces lorsqu'elles sont diminuées, à régulariser les fonctions, si elles sont troublées, et à ramener au repos les parties, le cerveau surtout, dont l'activité excessive enchaîne celle des organes génitaux. Si ces derniers sont plongés dans l'inertie par suite de l'abus qu'on en fait, il reste peu de ressources; les prétendus aphrodisiaques internes ou externes, l'électricité, la flagellation, l'urtication sont sans effet, ou n'en produisent qu'un précaire et momentané; un changement total de régime et de genre de vie peut seul donner quelque espérance éloignée de réveiller les sens en ranimant l'économie tout entière. Éviter les excès, apaiser l'imagination et régulariser les fonctions digestives, c'est-à-dire traiter l'état morbide du cerveau et de l'estomac, dont l'impuissance est si souvent le résultat, telle est l'unique méthode sur laquelle on puisse fonder quelque espoir légitime de succès, pourvu qu'il n'y ait pas trop de retard et lorsqu'il reste encore quelque ressource.

XIX

L'IMPUISSANCE DANS LE MARIAGE

Autrefois les facilités du divorce rendaient rarement publiques les imputations d'impuissance et permettaient de rompre les unions stériles. D'après la loi de Moïse, le mari pouvait renvoyer sa femme pour quelque défaut honteux. La stérilité était une opprobre chez les juifs. L'homme impuissant pouvait avoir recours à son frère ou à son plus proche parent pour continuer sa descendance, mais à la condition du mystère de l'entrée pendant la nuit et du moins de contact possible. De même, la femme veuve et sans enfants devait épouser le plus proche parent de son mari.

A Sparte, pour des motifs de stérilité ou d'impuissance, le mariage était dissous ou bien le mari abandonnait sa femme à un individu plus jeune et plus vigoureux. Cette substitution de personne, autorisée par la loi et par les mœurs, rendait à l'union sa fécondité ; on ne reculait pas devant cette promiscuité.

A Athènes même, dans certains cas d'union stérile, des rapports étaient autorisés entre la femme et le parent le plus proche du mari, ou avec un parent éloigné susceptible d'engendrer.

A Rome même facilité pour le divorce. Les questions d'impuissance ne se soulevaient pas, elles étaient résolues par la répudiation. Mais sous l'influence chrétienne, le divorce devint plus restreint. Un peu plus tard, l'indissolubilité du mariage prévalut ; on examina de plus près les conditions qui en assuraient le but, et l'action en nullité finit par remplacer les demandes en divorce.

Les constatations d'impuissance s'effectuèrent alors dans les conditions suivantes :

1° Les conjoints devaient être unis au moins depuis trois ans ;

2° Le serment prêté par le mari et qui pouvait être justificatif ;

3° L'épreuve dans laquelle sept parents ou amis du mari affirmaient qu'il jouissait de la puissance génitale ;

4° L'inspection corporelle qui constatait la conformation, et si les organes étaient susceptibles de mouvement et de pénétration;

5° L'épreuve indirecte par une matrone à l'effet de reconnaître la virginité de la femme alléguant l'impuissance du mari.

En 876, en France, on n'admettait le mariage qu'à la condition de la puissance génitale.

Au XII° siècle s'organisèrent les officialités auxquelles étaient soumises les demandes en nullité de mariage; elles se composaient d'un prêtre et d'un médecin, d'un chirurgien, d'une matrone et d'un greffier. La formule de la demande qui était adressée par la femme du mari impuissant, était ainsi libellée : « Je veux être mère, je veux procréer librement, mais l'homme que j'ai accepté est de nature froide et ne peut faire rien pour me contenter ». Sur cette demande on ordonnait la visite. Si les organes étaient bien conformés, le mariage n'était pas rompu; la femme était aussi examinée.

A partir du XIV° siècle, on alla plus loin dans la voie de ces constatations. Il ne s'agissait pas seulement d'examiner l'état des organes, on voulut contrôler l'exercice des fonctions. Alors établit en France l'institution du congrès, qui resta en vigueur jusqu'à la fin du XVIIe siècle.

Le congrès opérait sous deux formes, l'une cachée, l'autre publique. Dans la première, une matrone assermentée assistait pendant plusieurs nuits au coucher commun des époux et constatait s'il y avait ou non l'exercice des fonctions. L'épreuve publique était précédée de l'examen des parties génitales. Trois médecins, trois chirurgiens, trois sages-femmes, devaient assister à l'acte conjugal et déterminer si l'émission séminale avait lieu, où et quand. Deux heures étaient accordées pour cette épreuve ; le temps écoulé, les experts dressaient leur procès-verbal et le magistrat, qui attendait dans une pièce voisine, statuait aussitôt.

Ce fut en 1677 que le congrès fut aboli par un arrêt du Parlement de Paris, à la suite du procès du marquis de Langey ; il avait succombé dans cette épreuve et son mariage fut rompu. Or, il se remaria ensuite et eut sept enfants, et sa première femme eut de son côté trois filles d'un second mariage !

La suppression du congrès n'empêcha pas les procès pour causes d'impuissance. Les dispositions du droit canonique relatives à cette question étaient adoptées par le droit civil de l'ancien régime. Les rapports des médecins faisaient la base des décisions. Des mariages furent annulés pour cause d'impuissance après huit et même douze ans de durée; l'impuissance devait avoir précédé le mariage et avoir duré assez longtemps pour être réputée perpétuelle et non accidentelle.

Puis vint la Révolution qui ne fit plus du mariage qu'un contrat civil et rétablit le divorce.

La cause de nullité de mariage est prononcée aujourd'hui par suite du défaut de consentement et d'erreur sur la personne, mais l'impuissance n'est pas placée parmi les causes de nullité. Ainsi, un jugement du tribunal de la Seine, en 1834, a nettement établi que l'impuissance ne pouvait être assimilée à l'erreur de la personne et qu'on ne pouvait annuler le mariage parce que l'individu, quoique impuissant de naissance, était manifestement un homme.

Un arrêt de la cour de Caen, en 1882, a déclaré que l'absence de vagin n'était pas une cause de nullité. Mais l'erreur sur le sexe peut rendre le mariage nul ou non existant; elle se présente dans les trois conditions suivantes : Erreur sur le sexe d'un des conjoints, homme pris pour une femme et réciproquement, absence de sexe, mélange des deux sexes, sur le même individu. A ces questions se mêlent celle de la puissance génitale plus ou moins éteinte.

L'identité du sexe peut être reconnue malgré les vices de conformation qui en dissimulent les caractères; le mariage n'existe plus entre deux individus du même sexe. C'est le plus souvent une imputation d'impuissance qui est le point de départ de cette constatation.

L'absence de sexe est également une cause de nullité.

Le mélange des deux sexes peut devenir une cause de nullité à la condition qu'aucun des deux sexes ne prédomine, et qu'aucun d'eux ne puisse exercer ses fonctions.

L'impuissance peut devenir une cause d'adultère si la grossesse s'est produite dans un moment où le mari, par suite de son éloignement ou d'un accident physique, était dans l'impossibilité de cohabiter avec sa femme.

XX

LA STÉRILITÉ CHEZ L'HOMME
ET CHEZ LA FEMME

La stérilité ne constitue pas une maladie particulière, ni un état spécial de l'organisme. Elle est la conséquence d'un trouble fonctionnel de l'appareil génital, ou le symptôme d'une affection générale ou locale, et résulte par là même des conditions les plus diverses.

On sait que le phénomène de la fécondation résulte de la réunion et de la fusion de deux éléments, l'ovule et les spermatozoïdes.

Il faut donc, pour que la fécondation ait lieu :

1° Qu'il y ait fonctionnement normal des glandes qui produisent les éléments, c'est-à-dire du testicule et de l'ovaire.

2° Que l'ovule et les spermatozoïdes soient

expulsés et se rencontrent dans des conditions déterminées, tous deux ayant conservé leur activité propre.

3° Que l'œuf fécondé trouve un terrain favorable à sa nutrition et à son développement.

4° La recherche des causes pouvant entraîner une de ces différentes phases conduit à étudier la stérilité.

5° Chez l'homme.

6° Chez la femme.

7° Chez les deux époux, dans leurs rapports réciproques.

Chez l'homme. — La puissance reproductive de l'homme réside dans un élément spécial, le spermatozoïde. Cet élément, sécrété par les testicules, s'accumule dans les vésicules séminales et va, par l'intermédiaire du canal de l'urètre, dans les organes de la femme, à la rencontre du produit fécondateur, l'ovule.

Pour se rendre des testicules dans les vésicules séminales, le sperme traverse l'épididyme et le canal déférent. L'épididyme est formé de tubes très rapprochés les uns des autres. Le canal déférent, qui lui fait suite, se dirige vers l'anneau inguinal, puis s'éloigne alors de la paroi abdominale, pour gagner le bord latéral de la vessie et de là dans les vésicules. Celles-ci fournissent la plus grande partie du liquide spermatique, comme le prouve l'abondance des éjaculations, dont la quantité n'est pas diminuée dans le cas d'oblitération des deux épididymes. Ayant ainsi pénétré et s'étant accumulé dans les vésicules séminales, le sperme doit accomplir une seconde étape avant d'arriver au dehors. Ce trajet est représenté par les canaux éjaculateurs, le canal de l'urètre et les annexes de la prostate et les glandes qui siègent dans le canal. Il s'agit maintenant de passer en revue les causes qui peuvent troubler la marche du sperme dans la voie compliquée qu'il a à parcourir avant d'être déversé dans les organes de la femme.

Trouble des fonctions de sécrétion. — L'anorchidie double, ou absence de testicules, est un cas d'infécondité absolue, mais assez rare. La cryptorchidie peut être simple ou double, c'est la présence d'un ou des deux testicules dans le ventre. La cryptorchidie unilatérale n'est pas une cause de stérilité, la sécrétion de la glande normale descendue dans la bourse suffisant pour la reproduction.

Quand l'anomalie porte sur les deux glandes, la procréation est d'ordinaire impossible, car l'organe ainsi situé perd ses propriétés sécrétoires.

Atrophie des testicules. — L'atrophie peut être un arrêt de développement ou arrive d'une manière accidentelle. Dans le premier cas, les organes génitaux externes, la verge et les bourses, présentent également des modifications et ressemblent à ceux d'un enfant de 5 à 8 ans.

L'inflammation des testicules peut entraîner l'atrophie. L'orchite s'observe dans les circonstances les plus variées.

La blennorrhagie en est assez souvent le point de départ. La stérilité est à craindre lorsque les deux testicules ont été atteints.

La spermatorrhée, qui consiste en des écoulements spermatiques involontaires et spontanés, est une conséquence de l'état morbide des vésicules séminales. On l'observe à la suite d'inflammation, à de l'irritabilité nerveuse, à l'atonie, aux dégénérescences diverses de ces organes. Parmi les malades qui se plaignent d'accidents de ce genre, beaucoup ne présentent qu'un écoulement muqueux, sans spermatozoïdes.

Troubles de l'excrétion. — Il y a de grands rapports entre les canaux éjaculateurs et les vésicules séminales, si bien que les maladies des uns agissent constamment sur les autres. L'oblitération complète des vésicules empêche l'éjaculation d'avoir lieu; il n'y a, dans ces conditions qu'un léger suintement prostatique peu abondant. Les canaux éjaculateurs de la prostate peuvent être malades également, les vésicules étant saines, mais ces cas sont rares. Les lésions de cette partie du trajet spermatique ont une action différente selon leur siège et leur intensité. Tantôt elles mettent obstacle à toute éjaculation, et si elles existent des deux côtés, il y a stérilité absolue.

On observe, à la suite de la blennorrhagie, des cicatrices à la région du vertrumontanum, cicatrices qui annoncent l'oblitération des canaux éjaculateurs et qui peuvent déterminer la stérilité.

Les affections de l'urètre peuvent aussi apporter un obstacle à l'émission du sperme et le faire dévier de sa direction. Le spasme et la névralgie de ce canal n'empêchent quelquefois ni le coït, ni l'éjaculation.

Les rétrécissements du canal ont une grande

importance, ceux-ci sont en général la suite de blennorrhagie et amènent généralement une diminution de la vigueur de l'éjaculation; le sperme ne s'écoule plus que plus tard, en bavant, après l'érection, ou bien il est refoulé dans la vessie et le coït est alors infécond. Les malades éprouvent une impression désagréable au moment de l'émission séminale. Cette impression est d'autant plus accentuée que la quantité de liquide est plus considérable. Ces sensations anormales constituent le principal signe mettant sur la voie de l'accident, dans les cas anciens surtout.

Dans les rétrécissements récents, on trouve parfois du sang mélangé au sperme, et on a vu des guérisons spontanées se produire ainsi; après un coït douloureux et sanglant, l'éjaculation se rétablit normalement. L'obstacle urétral peut être complet pendant l'érection et alors le liquide est refoulé dans la vessie, ou s'accumule en arrière du point rétréci et ne s'écoule que quand l'organe copulateur est revenu à l'état de flaccidité. Beaucoup plus souvent, le liquide est seulement ralenti dans sa marche et dans l'énergie de sa projection.

Altération du sperme. — Le sperme à l'état physiologique est un liquide légèrement opalin, blanchâtre, à peu près transparent, doué d'une odeur spéciale. L'examen microscopique montre comme élément dominant les spermatozoïdes. On a dit souvent que s'il n'existait pas de spermatozoïdes, le sperme était infécond. Cependant, plusieurs auteurs ont vu les éléments spermatiques subir une modification dans leur forme sous l'influence de telle maladie du sujet qui les sécrète. Ils deviennent granuleux, leur tête est plus petite et leur queue plus courte, ou bien leur nombre est diminué. On sait qu'à l'état normal, les spermatozoïdes sont animés de mouvements très actifs qu'ils conservent pendant deux ou trois jours, s'ils sont maintenus dans des conditions favorables de température et de milieu.

Dans quelques ménages inféconds, où rien chez la femme ne pouvait expliquer cette stérilité, on a pu constater, en examinant le sperme peu de temps après son émission, que les spermatozoïdée étaient, pour la plupart, immobiles, et que ceux qui possédaient quelques mouvements ne tardaient pas à les perdre. Or, comme c'est principalement grâce à leurs mou--

vements [propres qu'ils cheminent juqu'à l'ovule pour la féconder, si ces mouvemnents font défaut ou sont insuffisants, leur progression, leur contact avec l'œuf et, par conséquent, l'imprégnation, deviennent irréalisables. D'où la conclusion pratique, si l'on veut juger des qualités fécondantes d'un liquide spermatique, d'en faire l'examen microscopique le moins longtemps possible après son émission.

De l'abus des fonctions génitales. — Il est bien difficile de dire exactement où commence l'abus des fonctions génitales. Ce qui serait excès pour l'un, ne serait qu'un usage salutaire pour l'autre. Aussi ceux qui prescrivent la cessation des rapports sexuels soit à cinquante, soit à soixante ans, ne sont-ils assez souvent écoutés. Quand l'acte vénérien est suivi d'une sensation prolongée de fatigue et de faiblesse, d'un degré très accusé d'inaptitude à tout exercice intellectuel ou musculaire, c'est qu'on a dépassé les limites indiquées par une bonne hygiène. C'est pourquoi on doit éviter à tout âge, et principalement quand on avance dans la vie, les excitations factices et ne satisfaire qu'aux besoins spontanés et manifestes de l'économie.

L'aspermatisme. — Les sujets atteints d'aspermatisme sont ordinairement sains et vigoureux, n'ayant jamais été atteints de maladies et portant des organes génitaux normaux en apparence.

Les uns n'ont jamais d'émissions séminales, le sperme passe dans la vessie, se mélange à l'urine et sort avec elle plus tard. Chez d'autres, l'affection est temporaire; l'émission n'a lieu que dans des conditions anormales. Impossible, à la suite du coït ou même de la masturbation, elle ne se produit que pendant le sommeil, sous l'influence d'un rêve érotique, par exemple, et s'arrête si le rêve est interrompu. Ces cas, très rares, s'observent chez les sujets nerveux présentant des troubles de la sensibilité et du mouvement, tels que spasmes, convulsions, etc. L'aspermatisme temporaire peut encore dépendre d'un manque d'excitabilité des extrémités terminales des nerfs du pénis, une diminution dans l'excitabilité de la moelle; quelquefois, alors, l'incontinence d'urine coïncide avec lui.

XXI

STÉRILITÉ CHEZ LA FEMME

Chez la femme, comme chez l'homme, la stérilité peut être congénitale ou acquise. Les unes n'ont jamais d'enfants et ne sont pas conformées pour en avoir. D'autres, après une ou plusieurs parturitions, c'est-à-dire après avoir été parfaitement aptes à la reproduction de l'espèce, perdent cette aptitude sous l'influence de causes variées, bien avant l'âge.

On a cherché à préciser les conditions que doit présenter la femme, relativement à la procréation, pour qu'elle puisse être considérée comme frappée de stérilité. D'après certaines théories, telle que celle qui, pendant la période de l'activité générale, c'est-à-dire de quinze à quarante-cinq ans environ, soumise à des rapprochements sexuels réguliers, passe deux ans sans concevoir, doit être considérée comme inféconde.

Également, une femme, dans les mêmes conditions d'âge, ayant eu des enfants, si elle reste cinq ans sans être imprégnée, malgré le désir des deux époux, doit être considérée comme atteinte de stérilité acquise.

Le rôle de la femme dans les fonctions de la reproductions est bien plus complexe que celui de l'homme ; comme lui, elle sécrète un produit glandulaire, l'ovule, qui doit posséder toutes les propriétés et qualités physiologiques. Mais, en outre, c'est dans l'intérieur de ses organes qu'a lieu la rencontre des deux éléments destinés à former le nouvel être. C'est en effet dans la trompe ou sur l'ovaire, comme le prouvent certaines grossesses extra-utérines ; enfin, c'est en un point de ces mêmes organes que l'embryon se greffe et puise ses éléments nutritifs.

Il résulte que dans les ménages, l'épouse doit être plus souvent que l'époux cause de l'absence de progéniture.

Les différentes causes de la stérilité de la femme peuvent être divisées en quatre groupes principaux :

1° Les troubles de la partie ovarienne ;

2° Les obstacles s'opposant au cheminement de l'ovule;

3° Les entraves apportées à la marche des spermatozoïdes et à leur pénétration jusqu'à l'ovule;

4° L'ovule fécondé peut être détourné de sa voie et arrêté en route.

Troubles de la fonction ovarienne. — L'absence des deux ovaires est assez rare comme aussi leur état rudimentaire; dans tous les cas, il en résulte une stérilité absolue à laquelle rien ne peut remédier. On a dit que la privation de la non-activité de ces organes amenait des changements notables dans les formes et habitudes de la femme. Ces rapports sont loin d'être constants et on voit souvent que le type féminin est parfaitement compatible avec l'atrophie ou le développement incomplet des deux glandes et que les caractères sexuels restent indépendants.

Les ovaires ne paraissent non plus avoir aucune action sur les appétits sexuels; ceux-ci étant nuls chez les femmes dont les ovaires étaient normaux et fonctionnaient activement, tandis qu'on a vu des femmes exceptionnellement passionnées, quoique porteuses de glandes rudimentaires.

Influence de l'âge. — Il est fort difficile de préciser à quelle époque de la vie commence et finit l'élimination des ovules. Il n'existe d'autres moyens de juger la question que par les âges extrêmes où on a constaté des cas de grossesses. C'est ainsi qu'on a vu des enfants de 7 ans et demi, de 8 ans, de 9, 10 et 11 ans féconder; de même on a signalé des cas d'accouchements jusqu'à 55 ans. Au-delà de cet âge, les observations manquent de précision et de contrôle sérieux.

On pourrait dire que la femme est fécondable de 8 à 55 ans; néanmoins ces deux extrêmes ne sont guère que des curiosités scientifiques; il est certain que l'état de la menstruation donne encore le meilleur indice que l'on possède sur l'aptitude de la femme à la reproduction. Cette aptitude paraît moins grande au début de la puberté qu'à l'état complètement adulte et elle diminue peu à peu en approchant de l'âge critique.

Obstacles à l'acheminement des ovules. — Tout ce qui change les rapports de l'ovaire et de l'orifice de la trompe, entraîne d'une façon plus ou moins certaine l'obstacle de la fécondation. C'est ainsi qu'agissent la plupart des déplacements de l'ovaire.

Lorsque l'ovule a heureusement parcouru son trajet de l'ovaire à la trompe, celle-ci peut ne pas être en état de la recevoir, ou de lui livrer passage pour permettre le contact du spermatozoïde et le conduire ensuite dans la cavité utérine. Le rôle considérable que jouent les trompes dans l'acte de la fécondation rend leurs modifications morbides très importantes. Divers arrêts du développement peuvent frapper les conduits, soit à l'une de ses extrémités, plus rarement dans d'autres parties de leur trajet. Leur absence ou leur état rudimentaire coïncide le plus souvent avec une lésion du même ordre du côté de la matrice. Les conduits tubaires sont, parfois, uniquement indiqués, leur trajet étant oblitéré congénitalement dans toute leur longueur, ou seulement dans un ou plusieurs points, ou bien l'orifice abdominal est rétréci et à peine visible.

Entrave à la marche des spermatozoïdes. — Les obstacles qui s'opposent à la pénétration et à la progression des spermatozoïdes sont de deux ordres, les uns mécaniques, les autres chimiques. Dans les premiers on trouve le rétrécissement de la vulve et de l'orifice vaginal, le cloisonnement du vagin, l'oblitération ou la malformation du canal de l'utérus, la déviation ou le déplacement de la matrice. Selon le degré de ces altérations, la stérilité sera absolue ou relative, c'est-à-dire que l'imprégnation sera impossible, comme dans l'oblitération complète du conduit vulvo-vaginal ou seulement rendue plus difficile, comme dans la rigidité de l'hymen, le rétrécissement du col, les inflammations chroniques de l'utérus.

Les malformations de la vulve et du vagin, à sa partie inférieure, rentrent plutôt dans l'histoire de l'impuissance de la femme. Cependant elles passent quelquefois inaperçues et ne s'opposent pas au coït, les tissus qui les constituent se laissent refouler plus ou moins profondément par les tentatives répétées des rapprochements sexuels, ou bien encore, l'acte ayant lieu dans l'urètre graduellement dilaté par les efforts de l'organe copulateur dirigé vers cette voie.

Il arrive, quoique rarement, qu'on observe une absence de vulve, malgré l'intégrité des organes génitaux internes. Dans ce cas, il existe, dans la région qui devait être occupée par la vulve, un petit pertuis à peine visible. On a également rencontré un développement incomplet des différentes parties de l'appareil vulvaire. Enfin, cet organe peut, dans certaines circonstances, conserver chez l'adulte, le caractère infantile.

Le vaginisme se manifeste en général par deux phénomènes principaux, les contractures des muscles de la région accompagnant la sensibilité excessive des organes externes. Ces deux symptômes, le plus souvent associés, existent quelquefois isolément, ou l'un des deux peut subsister après la disparition de l'autre.

Les différentes variétés des manifestations morbides que l'on a désignées sous le nom de vaginisme, ont toutes, comme conséquences importantes, d'entraver les rapprochements sexuels. Chez les femmes qui présentent cette disposition, le moindre attouchement à l'orifice vulvaire amène des douleurs souvent intolérables, rarement instantanées, les accidents se produisent uniquement quand on veut introduire dans les voies génitales un corps quelconque, même peu volumineux. Toute la région vulvo-vaginale peut être douée de cet excès de sensibilité, ou bien un point seulement, l'hymen, les caroncules nuptiformes, ou bien le clitoris.

On ne doit cependant pas considérer le vaginisme comme une cause absolue de stérilité, car malgré des rapprochements sexuels incomplets, la fécondation est possible ; les cas de grossesses dans ces conditions, de même qu'avec la persistance de l'hymen, ne sont pas rares. Parfois, l'intromission a lieu malgré les douleurs, et la conception se produit, mais le vaginisme dure pendant la grossesse et persiste même après l'accouchement. Outre l'entrave qu'il apporte dans la fécondation, ce phénomène morbide a encore été accusé de produire l'avortement. On voit néanmoins des femmes ainsi atteintes arriver sans encombre au terme de la gestation.

On a incriminé le tempérament, les conditions sociales et hygiéniques d'être cause de cette affection. Les femmes anémiques, délicates, impressionnables surtout, à tempérament nerveux, y seraient particulièrement sujettes.

Quel rôle joue le mari dans la production du vaginisme ? Un médiocre selon les uns, un très important selon les autres ; il est trop faible, disent ceux-ci ; c'est un maladroit et un brutal, disent ceux-là. Il y a lieu d'établir certaines distinctions. Le mari peut être responsable de par sa faiblesse, ses rapports incomplets, timorés ; il n'a pas assez de tenue dans l'érection, soit par suite d'excès, d'âge, se livre à des tentatives infructueuses réitérées, qui ne peuvent surmonter l'obstacle et finissent par irriter les parties sexuelles, d'où la contraction spasmodique du vagin.

Le Dr Galland a dépeint comme suit l'influence néfaste du mari : « Un mari jeune, dont l'ardeur est ordinairement excitée par une continence plus ou moins prolongée, est à peine rentré dans le lit conjugal qu'il s'empresse, sans aucun préambule, d'en arriver aux fins du mariage ; mais combien calculent mal leur élan et voient tomber leur flamme avant d'avoir pu atteindre le but désiré. Ils ont eu à peine le temps de frapper à la porte, et ils l'ont fait d'une façon si maladroite et si brutale, que de longtemps ils ne doivent compter la voir s'ouvrir facilement. C'est qu'en effet ils ont déterminé une douleur sans avoir eu le temps ni l'occasion de procurer la sensation contraire qui doit la faire oublier. Chaque nouvelle tentative à laquelle ils se livrent par la suite réveille cette douleur qui les fait repousser de plus en plus énergiquement, et leurs efforts deviennent d'autant plus infructueux que leur énergie morale et même physique se trouve bientôt amoindrie par ces insuccès réitérés.

Le cloisonnement du vagin est dû à une imperforation de l'hymen ou à une membrane située plus ou moins haut, le plus souvent à 4 ou 5 centimètres de l'orifice vulvaire. Dans le premier cas il y a impuissance et stérilité consécutives. Dans le second, le coït peut très bien avoir lieu, et, si la cloison est complète, c'est surtout par les accidents de rétention du flux menstruel que l'attention est attirée.

On a admis comme cause de stérilité la profondeur insuffisante du vagin, ou l'absence de toute contraction, d'où le rejet du liquide spermatique immédiatement après le coït; d'autres fois on a invoqué la disposition inverse, c'est-à-dire une profondeur exagérée du cul-de-sac vaginal postérieur. Ou bien enfin, le vagin ne retient pas la semence, même quand il présente des dimensions normales. Lorsqu'il en est ainsi, on trouve presque toujours l'utérus rejeté en arrière.

L'absence de l'utérus est très rare; l'arrêt de développement de cet organe l'est moins.

L'utérus pubescent désigne la matrice restée dans un état intermédiaire entre celui de l'enfant et de la jeune fille; alors, la menstruation fait défaut, ou bien elle est faible, insignifiante.

Le rétrécissement du col coïncide parfois avec l'arrêt de développement. L'oblitération congénitale de la matrice est très rare, elle est le fait de continuations intempestives, ou de lésions consécutives à l'accouchement.

Outre les rétrécissements anatomiques du col, on observe chez certaines femmes des rétrécissements spasmodiques qui peuvent occasionner la stérilité. Celle-ci est rarement absolue par le fait du rétrécissement qui diminue les chances de fécondation, en y apportant une entrave d'autant plus grande que le diamètre de l'orifice est plus petit.

Pour bien comprendre le mode d'action de l'étroitesse du col, il faut connaître le mécanisme de pénétration des spermatozoïdes. On admettait autrefois que l'éjaculation devait se faire directement dans le col utérin lui-même. Ces conditions n'existent pas quand l'utérus est normalement situé, l'orifice du col regarde en arrière, et le jet porte principalement sur la

paroi antérieure et externe du museau de tanche.
Il n'est pas possible, non plus, comme on l'a
dit, que le gland agisse comme un coin, pour
pousser entre les lèvres de l'ouverture le liquide
fécondant.

Les mouvements propres des spermatozoïdes
constituent, sans nul doute, le principal agent
de leur progression.

On comprend qu'un bouchon muqueux extrêmement épais, comme on en observe quelquefois, soit un obstacle à la pénétration des animalcules, avec un col rétréci. On a presque
toujours rencontré des spermatozoïdes dans le
mucus du col, quelque temps après le coït, quand
l'orifice était normal, et jamais lorsque ses
dimensions ne dépassaient pas deux millimètres.

Les empêchements d'ordre chimique qui s'opposent à la conception sont dus aux substances
qui tuent les spermatozoïdes. Les plus délétères
parmi ces agents chimiques sont les acides
chlorhydriques et acétiques à dose même infini-
tésimale. Il en est de même de toutes les substances qui coagulent le liquide dans lequel se
meuvent les spermatozoïdes. La salive, le tan-
nin, la créosote sont également toxiques pour
les éléments reproducteurs, comme aussi le

chloroforme, l'alcool et l'éther. L'eau pure, surtout l'eau distillée, est un poison violent pour les spermatozoïdes. Ceux-ci perdent aussitôt leur activité si on ajoute de l'eau à la liqueur séminale ; leur queue prend une disposition en anse, se recourbe et se roule sur elle-même. Cependant, si l'action de l'eau n'a pas été trop prolongée et qu'on y ajoute une solution légèrement sucrée et albumineuse, les spermatozoïdes reprennent leur vigueur. Leur vitalité est conservée et même augmentée par les préparations alcalines. La plupart des liquides de l'organisme, le lait, le mucus, à la condition qu'ils ne soient pas acides, sont sans influence sur les spermatozoïdes.

A l'état normal, le mucus vaginal est acide et le mucus utérin est alcalin. Le sperme doit être promptement altéré par son séjour dans le vagin. Il résulte des travaux les plus récents que, dans le vagin, les spermatozoïdes perdent de leur activité, au plus tard, au bout de 12 heures, la plupart encore plus tôt et presque immédiatement après leur projection dans la cavité vaginale, tandis que dans le mucus utérin, sept à huit jours après le dernier coït, un certain nombre d'entre eux conservent toute leur activité.

Sous l'influence de la menstruation, l'action nocive du liquide vaginal est considérablement atténuée.

Outre la syphilis, d'autres maladies générales sont causes de la stérilité, chez la femme et chez l'homme, soit qu'elles agissent en empêchant l'imprégnation, soit qu'elles entraînent l'expulsion prématurée de l'ovule. L'anémie, la chlorose, la scrofule, la tuberculose ont été mis en cause ; il en est de même de l'obésité.

XXII

CAUSES PRINCIPALES QUI AGISSENT SUR L'APTITUDE A LA REPRODUCTION CHEZ LES DEUX SEXES

On trouve d'abord la nutrition ; une foule de preuves démontrent les rapports intimes qui existent entre la fonction de nutrition et la génération. Combien de fois les troubles gastriques s'accompagnent-ils de diminution dans la faculté génitale? On a observé depuis longtemps que les années de famine, de disette, sont suivies d'une diminution très notable dans le nombre des naissances; mais, si les privations trop accusées sont nuisibles à la procréation, un résultat semblable est amené par un excès en sens inverse, c'est-à-dire par une exagération de la nutrition. L'exercice modéré des organes génitaux agit favorablement sur les fonctions de nutrition, excite l'appétit, rend gai et dispos, tandis que la privation des plaisirs sexuels alanguit, produit l'obésité, rend le caractère morose et acariâtre. L'abus de ces mêmes plaisirs a également une action nocive, d'où la double influence réciproquement favorable d'une bonne hygiène nutritive et génitale.

On a voulu faire jouer un rôle aux divers tempéraments dans la faculté plus ou moins grande qu'ont les sujets de reproduire. Aucun tempérament n'est plus apte à perpétuer l'espèce qu'un autre. Toutefois, il est bien évident que les individus dont toutes les fonctions s'exercent avec régularité et énergie sont de meilleurs procréateurs que ceux qui sont maladifs ou infirmes.

Chez l'homme, l'absence de désirs vénériens rentre dans l'histoire de l'impuissance; il n'en est pas de même pour la femme, qui peut pratiquer l'acte sexuel sans éprouver aucune sensation voluptueuse. On a beaucoup discuté sur l'utilité de ces sensations chez la femme relativement à son aptitude à la fécondation. Quelques auteurs ont affirmé cette utilité. D'après eux, pour que l'éréthisme vénérien se produise chez la femme, il faut l'intégrité et le fonctiounement

normal des organes suivants : du bulbe du vagin
et de son muscle constricteur; du réseau vascu-
laire intermédiaire qui fait communiquer le
bulbe et le clitoris; du clitoris, et surtout de la
partie libre du gland; des nerfs génitaux qui
doivent rester en rapport avec le système nerveux central. C'est par l'absence d'une de ces
conditions qu'ils expliquent certains cas de frigidité survenue après un accouchement ayant
amené les déchirures de la vulve, frigidité qui
persistait plus ou moins longtemps, quelquefois
pendant toute la survie de la femme.

L'insensibilité érotique complète congénitale,
c'est-à-dire qui ne s'est pas éveillée avec la
puberté et après un certain temps de mariage est
phénomène rare. Elle provient le plus souvent
du fait du mari ou du défaut d'harmonie des
organes des deux époux.

On a admis que le col utérin possède une
excitabilité spéciale, plus ou moins indépen-
dante des sensations voluptueuses, qui facilitait
la pénétration du sperme. Donc, la diminution
ou la perte de cette excitabilité pouvait entraver
la fécondation.

On a voulu expliquer ainsi le peu de conceptions qui se produit chez les prostituées, et on

a fait valoir pour cela que les femmes livrées à ce métier, lorsqu'elles se marient et cessent de se prostituer, deviennent souvent enceintes sous la seule influence du repos relatif des organes génitaux, l'imprégnation ayant fait défaut jusqu'alors, malgré les rapprochements nombreux et variés continués depuis un grand nombre d'années. Chez cette catégorie de femmes, on rencontre très souvent de la métrite, facteur important de la stérilité. Il faut également tenir compte des lavages et injections froides fréquemment répétés, avec addition de liquides médicamenteux qui tuent les spermatozoïdes. Cependant ce moyen est moins puissant qu'il ne semblerait devoir l'être, puisqu'on a trouvé des spermatozoïdes animés dans le col utérin plusieurs jours après le coït et cela malgré 'de fréquentes injections d'une solution de sulfate de cuivre, substance dont l'action nocive pour les éléments spermatiques est parfaitement constatée. Enfin, il faut faire entrer en ligne de compte la fréquence des avortements aux premiers temps de la grossesse, signalés depuis longtemps; ces avortements sont pris pour des règles difficiles la plupart du temps.

Les auteurs qui ont incriminé le cas d'excitabilité du col utérin, ont aussi admis une stérilité par excès de sensibilité de cet organe, comme par excès de passion génésique. Les influences conscientes ou inconscientes du système nerveux sur la fécondation et l'éveil des sentiments voluptueux sont encore bien obscurs; néanmoins, on voit quelquefois l'aptitude à la fécondation se développer simultanément et continuer après avoir fait défaut pendant bien des années. Courty cite le fait d'une dame âgée qui, après quinze ans de mariage infécond, malgré la santé la plus florissante, avait eu de son amant un premier enfant, suivi de deux autres, dont l'auteur était le mari. Le sentiment voluptueux ne s'était éveillé chez elle qu'à l'époque de sa première conception.

Les excitations nerveuses facilitent peut-être la fécondation. Toutefois, si quelques faits se prêtent à cette hypothèse, il en est un plus grand nombre avec lesquels elle ne cadre nullement. Beaucoup de femmes indifférentes aux plaisirs de l'amour deviennent mères à la suite de rapports avec des hommes qui leur sont antipathiques. D'autres sont devenues enceintes consécutivement à un viol, sous l'influence d'un

narcotique. Enfin les succès positifs obtenus par
la fécondation artificielle, démontrent que l'acte
organique qui constitue la conception ne demande pas nécessairement la participation
volontaire de la femme.

XXIII

TRAITEMENT DE LA STÉRILITÉ

Les obstacles mécaniques qui s'opposent à la pénétration des spermatozoïdes présentent à chacun, en ce qui le concerne, des indications spéciales. La plupart du temps, il faut avoir recours à la chirurgie. Il en est de même dans les cas de malformation.

L'action délétère des sécrétions vaginales acides sur la vitalité des spermatozoïdes, l'utilité au contraire des produits alcalins, donnent lieu à des applications thérapeuthiques spéciales. Ainsi, on peut pratiquer les irrigations alcalines le soir, avant le coucher; le bassin étant légèrement élevé, de façon à ce que les organes baignent un certain temps dans le liquide employé. Ces liquides peuvent être des eaux de Vichy ou de Vals à des solutions contenant

1 pour 1.000 de bi-carbonate de soude et de 150 gr. de sucre.

Le traitement de la stérilité dans les rapports réciproques des sexes, demande un examen attentif des deux sujets et de rechercher s'ils ne présentent pas l'un ou l'autre quelque obstacle relatif, s'opposant à la fécondation. Parfois la situation et la conformation des organes donnent d'utiles indications; c'est ainsi que, selon les cas, le coït pratiqué dans telle ou telle position, aura plus ou moins de chance de faciliter la pénétration des spermatozoïdes dans la cavité utérine, et, par conséquent, d'amener l'imprégnation. La position recommandée par Luthaud semble la plus rationnelle dans bien des cas; c'est celle où la femme, placée sur les genoux, le bassin relevé, repose la poitrine et la tête au niveau des genoux sur le lit. Le coït étant opéré à la manière des animaux, la femme devra rester immobile ensuite quelques instants. Le docteur Pajot recommande, dans le cas d'antéversion de la matrice, que la femme s'abstienne, le plus longtemps possible avant le coït, d'uriner. En cas de rétroversion, elle devra rester au moins vingt-quatre heures sans aller à la garde-robe et uriner avant le coït.

Mais dans tous les cas, si l'on veut user de ces moyens, il faudra tenir compte du moment de l'ovulation. En effet, la fonction menstruelle consiste dans la production et le développement des vésicules de l'ovaire ; elle amène périodiquement une vésicule et, par conséquent, un œuf à maturation à la surface de l'ovaire pour y être expulsé. Cé dernier acte étant la terminaison de la formation et de l'ovulation de chaque vésicule et de l'ovule qu'elle contient, ne peut être contraire, il s'accomplit à des époques régulières, c'est à lui que se rattache la turgescence hémorragique de tout l'appareil génital, dont le flux menstruel est le résultat.

Au moment des règles, on voit donc l'ovule se détacher de l'ovaire et pris par la trompe, dans le conduit de laquelle il s'engage, pour arriver dans la matrice où il est fécondé ; il séjourne jusqu'au jour de la maturité du fœtus auquel il donne naissance. C'est le mécanisme du premier acte de la fécondation.

La fécondation s'opère par la rencontre des spermatozoïdes qui, par leurs mouvements ondulatoires, progressent du col de la matrice, sur lequel le sperme a été éjaculé, jusqu'aux trompes.

On a établi d'une façon absolument certaine que la fécondation ne peut s'opérer que lorsque les œufs ont acquis un certain développement et après leur détachement de l'ovaire. Dans l'espèce humaine et chez les mammifères, la fécondation n'a jamais lieu que lorsque l'émission des ovules coïncide avec la présence du liquide fécondateur, le sperme.

La fécondation offre ce rapport constant avec la menstruation ; aussi sur l'espèce humaine, il est facile de préciser rigoureusement l'époque intermenstruelle, où la conception est physiquement impossible et celle où elle peut offrir quelques probabilités.

La conception ne peut s'opérer que du premier au douzième jour qui suivent les règles et jamais elle n'a lieu après cette époque.

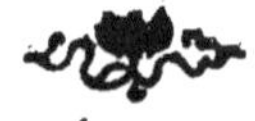

XXIV

LA FÉCONDATION ARTIFICIELLE

Comme nous venons de le voir, il y a des femmes radicalement stériles et à tout jamais privées du bonheur d'être mères ; ce sont celles qu'un manque d'organe, une mauvaise conformation ou une maladie rendent tout à fait inaptes à la fécondation. Mais c'est le petit nombre et la plupart de celles qui restent infécondes ne sont réputées stériles que parce qu'on n'est pas parvenu à surmonter les obstacles qu'elles présentent à la conception normale.

Nous avons vu quels étaient ces obstacles ; la médecine et la chirurgie parviennent bien à surmonter ces difficultés, mais très souvent les malades se refusent à se laisser faire une opération sinon dangereuse, mais toujours longue et douloureuse.

Chez l'homme on en trouve qui sont relativement inaptes à engendrer par suite de vice de conformation, insuffisance de la verge, l'orifice de cet organe mal placé, etc., et dont la semence a toutes les qualités voulues, mais qui ne peuvent la répandre dans l'endroit convenable.

Le système de la fécondation artificielle remédie à l'insuffisance de l'érection et supplée pour ainsi dire mécaniquement à la verge.

Certaines personnes ont mis en doute qu'il soit moral d'accomplir un acte de sentiment par un procédé physique, et ont soulevé contre lui la question des scrupules de conscience. Nous ferons simplement observer ceci : le but du mariage est la reproduction. Or, si quelque anomalie, soit de l'urètre ou du gland, soit du vagin ou du col, ou quelque déviation utérine s'oppose à la fécondation, il est certain qu'il n'y a rien d'immoral ou de monstrueux dans l'intervention médicale qui amène ce dernier résultat, en recevant du reproducteur naturel, son liquide séminal pour le transmettre opératoirement dans le col utérin.

Ce fait n'a rien qui soit plus immoral que nombre d'opérations exécutées dans ce même but au fond, telles que dilatations forcées, formation ou réparation chirurgicales, sans que nul n'y trouve quoi que ce soit de répréhensible. Le but que l'on se propose d'atteindre est avant tout la possibilité du coït, alors que celle de la fécondation est encore incertaine.

Voici donc la pratique de la fécondation artificielle :

On avait remarqué que les spermatozoïdes pouvaient rester actifs pendant très longtemps; que ceux de l'homme vivaient assez pour qu'on en retrouve vingt-quatre heures après leur sortie, sans aucune précaution que celle d'avoir assez de liquide spermatique. Entretenu chaud, le sperme conserve vivant ces animalcules cinquante heures et peut-être plus.

On a pu féconder une chienne sans que le mâle ait eu des rapports avec elle. Il suffit pour cela de prendre du sperme de chien, soit en le castrant, soit plutôt en l'excitant, de façon à obtenir la semence et l'introduire au moyen d'une seringue dans les parties génitales de la femelle, pour avoir les résultats que l'on cherche.

Le D\u1d63 Griault fit cette expérience plusieurs fois; la première, il opéra par une seule injection dans le vagin et la chienne eut deux petits mâles. Six mois après il fit le même essai, mais n'obtint aucun résultat. Au printemps suivant la chienne revenant en chaleur, il recommença son expérience, cette fois par deux injections à vingt-quatre heures de distance et, trois mois après, elle eut deux femelles et un mâle, identiques au père qui avait fourni le sperme.

L'opérateur poussa plus loin ses expériences pour savoir si en faisant plusieurs injections, il aurait plus de petits. Il fit une injection toutes les heures en huit heures consécutives, mais n'obtint que deux petits, un mâle et une femelle. Après chaque expérience, il va sans dire que la chienne fut rigoureusement isolée.

Ces expériences sont d'autant plus concluantes que, dans la race canine, l'acte de la copulation est long, étant donné la conformation des organes du mâle.

Comme il est certain que l'éréthisme général, qui a lieu pendant le coït, n'entre que pour une faible part dans la fécondation, puisqu'on peut féconder une chienne, une lapine, en injectant du sperme dans le vagin, et qu'une femme en léthargie peut devenir enceinte du fait de l'approche de l'homme, sans qu'elle en ait conscience. S'il n'est pas moins vrai que c'est par la progression des spermatozoïdes que se produit la fécondation, lorsqu'ils rencontrent l'ovule sur leur chemin, ou lorsqu'ils arrivent dans le pavillon, celui-ci renversé sur l'ovaire, selon la position de la femme, et qu'une fois en contact avec l'ovule ils lui communiquent la vie nouvelle, il ne paraissait pas impossible d'arriver à la fécondation artificielle de la femme.

« Le procédé que j'ai employé, dit le Dr Griault, est des plus simples : il faut une sonde pourvue ou non d'un entonnoir et une seringue à injection. On fait mettre la femme sur un canapé comme si on allait lui appliquer le spéculum.

« L'opérateur remplit la seringue de sperme, introduit la sonde dans la matrice suivant l'indication de la main opposée et pousse l'injection.

« En 1838, je fus consulté par le comte de L... pour sa fille mariée depuis trois ans et ayant un tel désir d'avoir un enfant, qu'elle menaçait de se livrer au premier venu, afin d'avoir le bonheur d'être mère. Je l'examinai, je reconnus que le col de la matrice était mince, plus long qu'à l'état normal, et que l'ouverture était étroite. Je pensai que ce motif pouvait empêcher la fécondation et je conseillai la dilatation du canal. Ce moyen déplut pourtant, alors je conseillai la fécondation artificielle, qui fut aussitôt acceptée. Le mari, âgé de 35 ans, s'y refusait, mais la volonté de la femme fit céder tout le monde.

« Le 27 avril, je fis la première injection avec une sonde. La dame était couchée sur le bord du lit, je portai l'indicateur gauche sur le col de l'utérus, de la main droite j'introduisis la sonde dans l'ouverture du col et je soufflai avec la bouche. Le soir même je fis partir les deux époux pour un voyage, mais ils revinrent au bout de 20 jours, la femme avait ses règles. Le 5 juin, les règles étant passées, je pratiquai de nouveau l'injection ; les époux allèrent à Nice passer cinq mois. La dame devint enceinte et accoucha le 1er mars 1839 d'un garçon bien constitué.

« En 1839, je donnai mes soins à la fille d'un receveur particulier, âgée de vingt-cinq ans, le mari en avait vingt-sept. Elle était atteinte de blennorrhée. A une de mes visites, elle me fit part de son chagrin de ne pas avoir d'enfants ; ce chagrin était partagé par toute la famille et surtout par son père. Mariée depuis cinq ans, elle était lymphatique et affectée d'un écoulement muqueux de la matrice. J'aurais voulu obtenir la guérison de cet écoulement avant de procéder à une injection spermatique; mais en présence de l'impatience de la famille, je me décidai avant d'avoir obtenu ce résultat.

« Le 20 octobre, quatre jours après la fin des règles, je fis une injection spermatique dans l'utérus. Les règles revinrent le 20 novembre et je renouvelai l'opération. Le résultat ne fut pas plus favorable que la première fois et nous fîmes, un mois après, la troisième opération. La jeune dame devint grosse et accoucha le 15 septembre 1840 d'un garçon qui s'éleva bien jusqu'à l'âge de quatre ans et demi; il fut atteint du croup et en mourut. La mère ne voulut plus tenter de nouvelles opérations, disant que Dieu l'avait punie d'avoir fait un enfa   avec une seringue!

« Je fus consulté par M. M..., musicien de talent qui était affecté d'un hypospadias aux deux tiers postérieurs de le verge. Il me dit que lui et sa femme avaient grande envie d'avoir des enfants, mais que dans sa position il ne pouvait espérer ce bonheur. Je le consolai en lui promettant de surmonter cette difficulté, si sa femme voulait bien s'y prêter. Je lui parlai de mon procédé qui ne lui convenait pas beaucoup ; mais, comme c'était le seul moyen, il fallait s'y soumettre.

« Le 27 avril 1840, il vint avec sa femme âgée de 24 ans ; celle-ci, pour plaire à son mari, était prête à se soumettre à toutes les exigences.

« L'examen des organes génitaux démontra leur parfait état. Je laissai le mari et la femme ensemble et, au bout de quelques instants, le mari me remit la liqueur séminale dans un petit vase que je lui avais laissé. Je mis le sperme dans la sonde, je fis coucher la femme sur un canapé, j'introduisis la sonde dans le canal de l'utérus et je soufflai avec la bouche.

« La dame était au 23ᵉ jour de ses règles qui ne revinrent pas. Elle devint enceinte et accoucha d'une fille le 30 mai 1841.

« En résumé, il n'y a point de danger à pratiquer les injections spermatiques dans l'utérus. J'ai fait sur douze femmes 27 injections et chez aucune d'elles il ne s'est produit aucun phénomène ni en bien ni en mal. »

Hilarion Sims, de New-York, a consigné dans ses cliniques un cas de fécondation artificielle qu'il a pratiqué. Dans cette observation, l'examen microscopique du sperme fut fait tout d'abord, et toutes les précautions de température furent rigoureusement observées. Les causes de la stérilité de sa cliente étaient multiples et le vagin ne retenait jamais la semence. La femme avait refusé de se soumettre à une opération chirurgicale.

Le docteur Gigan, d'Angoulême, a donné l'observation suivante :

« Depuis quelques années, dit-il, l'idée de féconder artificiellement la femme m'était restée à l'esprit, lorsqu'en 1846 un homme de 30 ans, marié depuis quelques années avec une femme de 24 ans, vint me confier son chagrin de ne pas avoir d'enfants, bien que toutes les conditions de santé et de bonne conformation existassent pour lui et sa femme. Je m'assurai par mes questions de la régularité de la copulation, et sans pousser la question plus loin, je l'engageai à varier la position et à pratiquer l'acte conjugal comme le font les quadrupèdes; mais il m'avoua qu'il avait tout tenté sans succès. Je lui recommandai surtout de fréquenter son épouse à la période féeondante, c'est-à-dire quelques jours après la fin des règles. Voyant que rien ne réussissait, j'exposai au mari qu'il n'y avait plus qu'à recourir à la fécondation artificielle.

« Le 18 mai, le flux menstruel ayant cessé de la veille, les époux n'ayant eu aucun rapport depuis dix jours, je constatai par le toucher que le col de l'utérus était long, effilé et en forme de toupie, l'utérus un peu renversé et l'orifice fort près du pubis. Je réussis à introduire une sonde dans l'orifice ; pendant ce temps, le mari, dans un cabinet de toilette à côté, avait rempli de sperme une seringue en verre, j'ajoutai à cette seringue la sonde et fis doucement mouvoir le piston. Même opération cinq jours après. Neuf mois après elle eut un garçon ! »

Le docteur Pajat s'est servi d'un instrument spécial qu'on désigne sous le nom de fécondateur et qui est formé de deux valvules métalliques qui glissent l'une sur l'autre de façon à former un tube dans lequel glisse un piston. Voici comment il recommande d'agir :

« Rendez-vous ayant été pris avec le mari, on recommande à celui-ci de pratiquer le coït quelques minutes avant l'heure convenue. Le médecin, après avoir fait placer la femme sur son lit, introduit dans le vagin le petit instrument dont il est parlé, fait glisser l'une des valvules, afin de transformer l'appareil en une véritable cuvette au moyen de laquelle on recueille le sperme déposé dans le vagin. L'instrument, une fois en équilibre de température avec le conduit vaginal, on ferme l'appareil. On introduit alors l'indicateur de la main gauche dans le vagin jusqu'au contact du col, et l'on fait pénétrer le tube à deux ou trois centimètres de l'intérieur du col. A ce moment, le pouce de la main qui tient le manche du fécondateur presse sur le piston qu'il fait mouvoir. Le sperme une fois projeté dans la cavité utérine, on laisse le tube en place, une ou deux minutes, puis on enlève l'appareil. La femme reste ensuite au lit pendant plusieurs heures ».

Le docteur Luthaud agit d'une façon analogue, mais il prend des précautions très méticuleuses. « J'ai pratiqué, dit-il, la fécondation artificielle dans 52 cas. Les succès obtenus ont été rares, mais ils sont cependant de nature à démontrer que cette opération, lorsqu'elle est appliquée sur des sujets placés dans des conditions convenables, peut donner quelques résultats.

« Sur 52 cas se rapportant à des femmes de 20 à 29 ans, j'ai obtenu :

« Insuccès complet : 36 cas.

« Insuccès relatifs, conceptions, donnant lieu à des avortements : 8 cas.

« Succès complets : 8 cas.

« Je me suis trouvé souvent empêché d'opérer parce que le mari était dans l'impossibilité d'accomplir l'acte sexuel au moment déterminé. Le cas s'est présenté dans ma pratique, même chez les hommes jeunes, vigoureux, et ayant le grand désir de bien faire. On s'explique du reste assez facilement l'émotion qui s'oppose dans ce cas à l'acte sexuel. Le médecin n'en doit pas moins être prévenu de la possibilité de tels faits, qui peuvent devenir un obstacle absolu à l'opération projetée ».

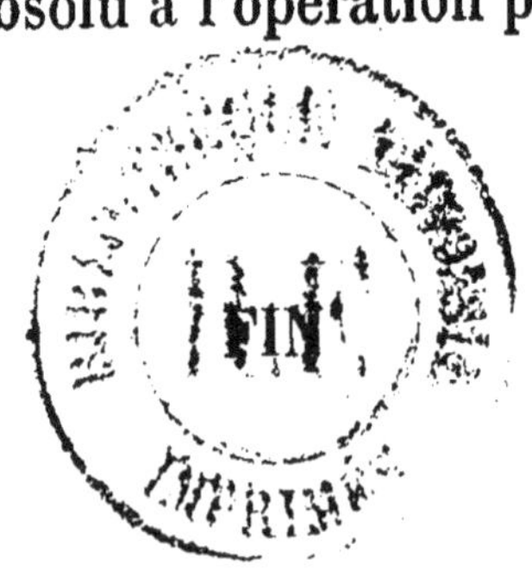

TABLE DES MATIÈRES

L'Art de se faire aimer

La Virginité

Impuissance et Stérilité

[...]ÈME ÉDITION

Méthode Scientifique Moderne

de

MAGNÉTISME
HYPNOTISME
SUGGESTION

MÉDIUMNISME ~:~ CLAIRVOYANCE
SOMNAMBULISME ~:~ TÉLÉPSYCHIE

Thérapeutique Psycho-Magnétique
Auto-Culture Psychique

Magnétisme Personnel

par **Paul-Clément JAGOT**

Ce livre est un *Cours pratique complet illustré, à la portée de tous*. Il expose d'une manière détaillée, claire et précise les procédés les plus efficaces et les plus rapides.

Pour développer en soi les quatre éléments de l'intangible et merveilleux pouvoir du magnétisme personnel, le plus puissant élément du succès;

Pour expérimenter immédiatement la suggestion à l'état de veille, la fascination, le sommeil hypnotique, et, dans ces états, les hallucinations, impositions d'actes inconscients, d'idées, tendances, sentiments, etc., par suggestion hypnotique et post-hypnotique. Les photogravures montrent exactement comment procéder.

Domination. Influence et autorité sur tous, même à distance par suggestion mentale, réussite assurée et

rapide dans les affaires, le mariage et entreprises
diverses. Soulagement et guérison des maladies organiques, nerveuses, mentales et des mauvaises habitudes.
Développement de la volonté, de l'attention, de la
mémoire, de l'assurance et de l'énergie. Hauts phénomènes psychiques : lucidité, clairvoyance, transmission
de pensée, extériorisation, dédoublement.

L'Auteur — un expérimentateur consommé — a parfaitement réussi, par ce volume, à mettre à même
n'importe quelle personne, même faiblement douée,
d'obtenir tous les phénomènes, toutes les manifestations et toutes les possibilités du Magnétisme, de
l'Hypnotisme, de la Suggestion et de la Télépsychie.

Nous pouvons dire — sans crainte d'aucune contra-
diction — que l'ouvrage de M. Paul-Clément Jagot est
le plus complet et *le plus pratique* du genre. Indépen-
damment de sa méthode personnelle d'expérimentation
efficace rapide et sans le moindre danger, l'auteur
expose, en effet, l'ensemble de toutes les connaissances
humaines anciennes et modernes sur les sciences
psychiques.

Un beau volume in-8° de 372 pages de texte compact
avec photogravures.

Prix : **18** fr. Franco : **19** fr. **80**

PRÉVOYANCE,
SÉCURITÉ EN AMOUR

par le Docteur WOLF

Indication des moyens à employer pour vaincre la
stérilité et l'impuissance : Notions sommaires de phy-
siologie ; l'appareil génital de l'homme et de la femme ;
l'alcôve et ses secrets ; nuit de noces ; conseils généraux
aux époux.

Le volume **6** fr. ; franco : **6** fr. **75**

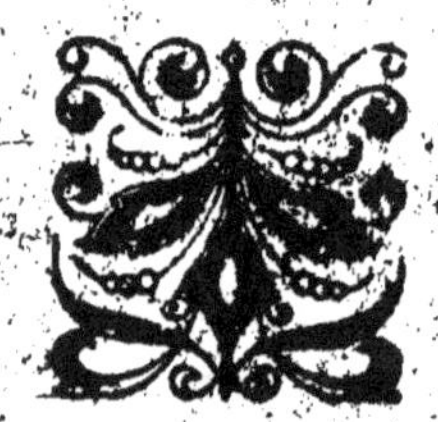